CHRISTOPH THOMA

Kann ich einen Eisbären?

Tierisch gute Lösungen
für allzu menschliche Probleme?

Mostviertler Therapiegeschichten

Thoma, Christoph: Kann ich einen Eisbären?
Mostviertler Therapiegeschichten.
Amstetten, Oktober 2012

Satz und Covergestaltung: 1-2-Buch.de, Ebersdorf (Deutschland)

Sämtliche Fotos: Kunstsammlung Thoma

Alle Personen und die Handlung der Kurzgeschichten sind frei erfunden. Jede Ähnlichkeit mit lebenden oder verstorbenen Personen wäre unbeabsichtigt und rein zufällig.

ISBN 978-3-200-02764-0

Buchnachbestellungen:

ISKAM-Verlag
Wienerbergersiedlung 19
A-3300 Amstetten
Österreich

office@iskam.at
www.iskam.at

Tel.: +43(0)699/11800158

Verkaufspreis: Euro 16,90

Versandkostenfrei für nichtgewerbliche Käufer. Bezahlung per Überweisung binnen 14 Tagen nach Erhalt. Mit der Bestellung erklären Sie sich mit den Versandbestimmungen einverstanden.

Für Ilka, Dezsoe, Martin und Stefan

INHALT:

Wie alles begann ... 7

Prolog:
Wie kann ich keinen Eisbären therapieren? ... 11

Wie kann ich einen Eisbären ...
... "befrieden"? ... 15
... entwöhnen? ... 27
... stoppen? ... 39
... integrieren? ... 65
... enttrauern? ... 85
... entflammen? ... 109
... enteifern? ... 113
... bremsen? ... 127
... entangsten? ... 139
... vermännlichen? ... 153
... sinnvoll diagnostizieren? ... 165
... zerstören? ... 177

Quellennachweise 189
Über den Autor 191

Bisher im ISKAM-Verlag erschienene Bücher:

Christoph THOMA: „Zutrauen, zumuten, zulassen. Systemische Kurztherapie mit Kindern, Jugendlichen & Eltern, ericksonlike" (2007).
Christoph THOMA: „Angsten und Ent-Angsten. Systemische Kurztherapie bei Angstdynamiken" (2009)
Christoph THOMA: „Eisbärenschritte. Die Kraft der Lösung steckt im Problem. Therapeutische Kurzgeschichten" (2011)
Christoph THOMA: „Kuhschwanzziehen. Die spekta-kuh-läre Rache des Poldi Munzenberger. Mostviertler Kriminalroman" (2011)

Sämtliche Bücher
des ISKAM-Verlags
sind auch als eBook
zum Download auf

www.xinxii.de

verfügbar.

Wie alles begann ...

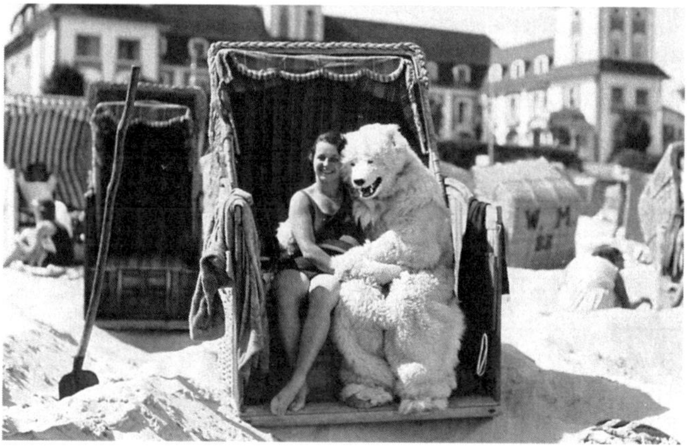

„Papa, kann ich einen Eisbären?"

Die Frage drang wieder und wieder durch das altehrwürdige Bauernhaus. Und wieder und wieder antwortete Miltenson seinem Sohn: „Erstens heißt es „haben" und zweitens: nein, kannst Du nicht, Erik. Im Mostviertel gibt es keine Eisbären, nur Schweine, Kühe und Hühner!"

Der Bauer hatte nicht mit der Hartnäckigkeit seines Sohnes gerechnet. Eisbären blieben das bestimmende Thema in den Gesprächen zwischen dem großen und dem kleinen Mann.

Der Hausarzt, den der verzweifelte Vater in seiner Not aufsuchte, missverstand Eriks Begeisterung und nannte sie „Fixierung", die man aber nicht mit Medikamenten heilen könne, riet, das Interesse des Kindes durch Bücher über Eisbären ins Fachliche zu kanalisieren: „Dann wird er halt einmal ein Viechdoktor!"

Damit konnte der Mann leben, und so schaffte er unzählige Eisbärenbücher an. Doch an den Gesprächen zwischen den beiden änderte das nicht viel. Je mehr Fakten der kleine Erik über seine geliebten Tiere erfuhr, desto mehr nervte er mit seinem Wunsch, ihnen nahe zu sein.

„Der Erik, der braucht einen Freund", schoss es dem Bauern schließlich ein. Und so meldete er ihn im Kindergarten an. Dort lernte Erik dann tatsächlich einen Freund kennen – den Hintermeier-Klaus, den er schon nach wenigen Tagen auf seiner Seite hatte. Fortan spielten sie täglich „Eisbär jagt Robbe".

„Sie müssen mit dem Buben etwas tun; das ist doch nicht normal!", meinte die Kindergärtnerin resignierend und gab Eriks Eltern den Tipp, mit dem Kleinen doch einmal in den Tiergarten Schönbrunn zu fahren.

Und so geschah es. Als Erik den Eisbären sah, gab es für ihn kein Halten mehr. Er rannte auf ihn zu und presste seine Hand auf die Glasscheibe – und das Wunder geschah: Der Eisbär streckte unter Wasser seine Tatze aus und führte sie zu Eriks Hand. Eine kurze Berührung, nur durch Glas getrennt, so wie zwischen Besuchern und Inhaftierten in Gefängnissen, und Erik verstand intuitiv. Nichts mehr war danach wie vorher. Der Moment hatte alles verändert: Aus Eriks Leidenschaft wurde Berufung; Berufung, sein Leben dem höheren Ziel zu widmen, Eisbären zu helfen.

„Papa, wie kann ich einen Eisbären?“, war fortan seine permanente Frage. „Du kannst einen Eisbären nicht retten, ihm nicht helfen, vergiss es. Du bist ja schließlich noch ein Kind.“

Und so beschloss Erik, ganz schnell erwachsen zu werden. Doch es funktionierte nicht so richtig. Eigentlich überhaupt nicht. Das Resultat der Versuche war, dass Erik zum Psychologen musste.

„Fahren Sie mit dem Kind doch einmal auf Kur, das wird ihm guttun, am besten weit weg. Auf Rügen vielleicht!“. Erik war skeptisch: „Gibt`s dort auch Eisbären?“

„Klar, hoher Norden. Klar gibt's dort auch Eisbären“, sagte der Psychologe und zwinkerte der Mutter zu.

Und so fuhr man an die Ostsee, nach Sellin, zu Verwandten.

Zufälligerweise hatte man dort vor einiger Zeit die Idee gehabt, den Fremdenverkehr anzukurbeln, indem man Menschen in Eisbärenkostüme steckte und sie auf die Seepromenade schickte. Urlaubsgäste konnten sich dann mit ihnen fotografieren lassen.

So kam es wie es kommen musste: Erik hatte hier seine zweite Begegnung mit einem Eisbären, die alles veränderte. Zu seinem Erstaunen stellte er fest:

EISBÄREN SIND AUCH NUR MENSCHEN

Und so begann er, auch Menschen zu beobachten und zu studieren. Je länger er dies tat, desto mehr Gemeinsamkeiten fand er auch: Beide brummten von Zeit zu Zeit, waren zärtlich zu ihren Jungen, schliefen, pinkelten, stritten, aßen, gingen auf Wanderschaft –

und waren manchmal mit ihren Problemen wie durch eine Glasscheibe vom Leben getrennt.

So entwickelte Erik Miltenson im Laufe der Zeit seine Liebe zu den Menschen. In dieser Zeit reifte auch sein späterer Berufswunsch heran: Er wollte Psychotherapeut werden und Leuten helfen, ihre Probleme zu lösen. Sein umfassendes Wissen über die weißen Bären sollte ihm dabei zugute kommen. Nanook, wie die Inuit den Eisbären nennen, „der Vagabund", „der, der keinen Schatten hat", würde ihm dabei als Vorbild dienen. Denn Nanook war der trickreichste Jäger unter allen Säugetieren der Erde. Ansitzen, anpirschen, antauchen, täuschen, tarnen, totstellen: Das Variantentum seiner Jagdstrategien war ein schier unerschöpfliches Reservoir von kreativen Lösungen, die auch in der Psychotherapie genutzt werden konnten.

Wenn Menschen also Eisbären wären, dann Therapeuten sowieso, und so wurde dem erwachsenen Erik Miltenson sein Hausboot zum kleinen „Ökosystem Arktis", wo Therapeut und Klienten gemeinsam auf Robbenjagd (respektive „Problemjagd") gingen.

Zeitweise allerdings war den Beteiligten dabei nicht klar, wer Eisbär und wer Robbe war. Aber lesen Sie selbst …

Prolog: Wie kann ich *keinen* Eisbären … therapieren?

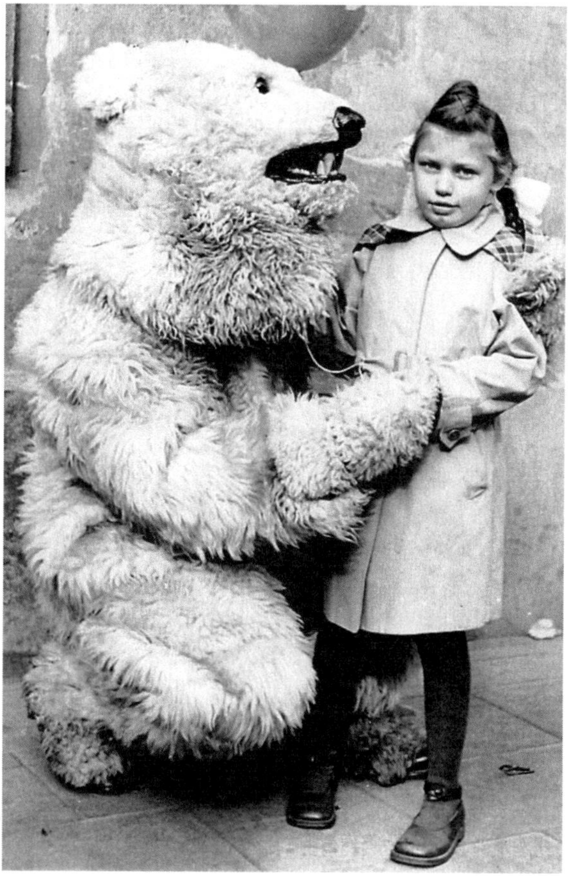

Da war einmal eine Eisbärin am Polar, die war trächtig; hat dann ein Junges bekommen, einen Eisbärenbuben. Vorher ist sie einsam gewesen, aber dann nicht mehr; hat dann alles für ihn gemacht, auch das, was er selber hätte machen können: ihn abgeleckt wenn er nass war, ihm Fische gefangen, wenn er hungrig war, ihn verteidigt, wenn ihn wer angegriffen hat - und solche Dinge halt, Supermama quasi. Aber der Bub hat sich nicht richtig entwickelt, ist klein geblieben und hat wenig Muskeln angesetzt. Und richtig schwimmen konnte er auch nicht. Da hat die Mutter zu ihm gesagt: „Viel zu gefährlich. In Zukunft lasst du es bleiben." Und da hat er es ganz bleiben lassen; seine Muskeln das Wachsen allerdings auch.

Den Kleinen haben die anderen ganz schön auf der Schaufel gehabt. Die haben ihn „Mamabub" gerufen. Hat er sich ganz schön gekränkt.

Er hat dann aber sehr zurückgezogen gelebt und sich meistens versteckt. Da wollt' ihm mal ein Altersgenosse helfen. Der hatte irgendwann `nen Psycho-Kurs gemacht. „Krank ist nur, wer sich krank fühlt. Du musst positiv denken! Denk daran: Du kannst alles schaffen, was du willst. Musst nur ganz stark dran glauben!"

Der Kleine wollt' so gern springen können. Hat er halt fest daran geglaubt. Ist auf einen Eisberg geklettert wie die anderen; hat sich vorgestellt wie er von einem Hügel zum anderen springt, ist losgesprungen – hat's ihn halt auf die Schnauze gehaut - haben die anderen gelacht.

Der Eine hat aber nicht aufgegeben und hat ihn fortan mit seinem „denk-positiv-Gequatsche“ weiter genervt. Ist dann für den Kleinen richtig zum Problem geworden. Tagein, tagaus ist der bei ihm angetanzt, hat ihn motiviert und hat ihm die tollsten Sprünge vorgeführt. Hat dabei geschrien: „Musst nur ganz intensiv an die Lösung denken, wenn'st ein Problem hast, dann kannste alles erreichen.“ Da hat's der Kleine ein letztes Mal probiert, hat die Augen zugemacht und ganz fest an die Lösung seines Problems gedacht.

Dann hat's plötzlich gekracht. Wie der Kleine die Augen aufgemacht hat ist der andere in seinem Blut vor ihm gelegen. Jäger hatten ihn herumspringen sehen, und so sind sie auf ihn aufmerksam geworden.

„Verdammt“, hat der Kleine dann gedacht, „es funktioniert wirklich“.

Wie kann ich einen Eisbären … „befrieden"?

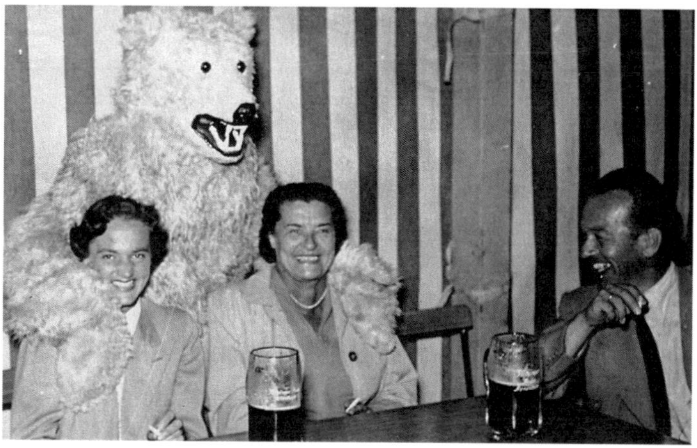

Eisbärstrategie 1: „Einige Beobachtungen deuten auf Werkzeuggebrauch hin: Polarbären würden angeblich Eisblöcke benutzen, um Schneehöhlen oder Atemlöcher von Robben aufzubrechen."

Vater, Mutter und Tochter sitzen beim Abendessen.

Tochter:	„Kann ich einen Saft?“
Mutter: (betont)	„*Wie* heißt das?“
Vater: (genervt)	„Haben. Sie meint: Kann ich einen Saft haben?“
Mutter: (korrigiert)	„Kann ich *BITTE* einen Saft haben!“
Tochter:	„Kann ich jetzt einen Saft?“
Vater: (genervt):	„Jetzt gib ihr doch endlich einen. Meine Güte, ist das so schwer?“
Mutter:	„Gib ihr doch (betont:) *bitte* einen *was*?“
Vater:	„Na, einen Saft halt. Hat sie ja eh gesagt.“ (Kopfschütteln)
Mutter:	„Wie heißt das Zauberwort mit fünf Buchstaben?“
Vater:	„Flott.“

Vater und Tochter lachen.

Mutter:	„Aha, ihr findet das also witzig?“
Vater:	„Mein Gott, Irma. Nun stell dich doch nicht so an. Sei keine Spaßbremse!“
Mutter:	„Spaßbremse? Spaßbremse nennst du das? Ich rackere mich von früh bis spät für euch ab, soll

euch immer bedienen. Und wenn ich mich dann einmal aufrege, dann bin ich eine Spaßbremse?"

Vater: „Nun beruhig dich doch. Nimm dir doch ein Beispiel an meiner Mutter. Die Frau hat doch nach dem Krieg nichts gehabt, hat Tag und Nacht geschuftet damit sie uns Kinder durchbringt und Österreich wieder aufbaut. Eine echte Trümmerfrau halt. Hat die jemals gemault?"

Mutter: „Was willst Du damit sagen?"

Vater: „Ach, Irma. Hör doch auf zu streiten!"

Vater und Mutter zucken zusammen.

Vater: „Das war doch eben ein Streit, oder?"

Mutter: „Ich bin nicht sicher, ich glaub schon."

Vater: „Du weißt, was das jetzt bedeutet?"

Mutter (nickt): „Doktor Miltenson hat gesagt, damit er unser Problem besser versteht, sollen wir *jeden* unserer Streits filmen und die Filme dann in die nächste Therapiesitzung mitbringen … "

Vater:	„Dann hol schon mal dein Handy."
Mutter:	„Wieso ich. Hol doch du deins!"
Vater (triumphierend):	„Irma, denk doch nach: Wenn ich mein Handy hole, wer soll denn *mich* dann filmen? Ich mich selbst?"
Mutter:	„Und wenn ich meins hole, dann muss ich mich ja dann auch selbst filmen!"
Vater:	„Stimmt."
Mutter:	„Weißt was? Du holst dein Handy, und Paula filmt."
Vater (nickt):	„Keine schlechte Idee."

Vater geht ab und kommt mit seinem Handy zurück.
Er geht auf seine Tochter zu.

Vater:	„Du musst aufpassen. Das ist ein Hightech-Gerät, acht Megapixel-Kamera. Darfst sie ja nicht fallen lassen."
Tochter:	„Papa, ich kenn mich aus bei einem i-phone!"
Mutter (genervt):	„Herbert, nun mach doch schon. Gib ihr endlich die Kamera und komm!"

Vater gibt der Tochter vorsichtig die Kamera
und geht dann zu seiner Frau.

Vater:	„Paula, geht's schon?"
Tochter:	„Ja. Kamera ab."
Vater zu Mutter:	„Fang an."
Mutter:	„Womit soll ich anfangen?"
Vater:	„Na mit dem Streit!"
Mutter:	„Ja aber das kann ich nicht auf Kommando. Außerdem bin ich nicht frisiert! Was soll denn der Miltenson von mir denken wenn er mich so auf dem Videos sieht!"
Vater:	„Das ist doch völlig egal!"
Mutter:	„Das ist überhaupt nicht egal. Warte, ich mach mir nur schnell die Haare!"

Mutter verschwindet. Vater schüttelt den Kopf. Mutter erscheint wieder. Nimmt wieder Aufstellung.

Mutter:	„So, jetzt geht's!"
Vater (ungeduldig):	„Film ab!"
Mutter:	„Warte. Herbert, du kannst doch so nicht auf's Bild. Du hast Spaghettiflecken auf dem Hemd!"
Vater:	„Wen stört's? Es ist doch eh ein rotes Hemd!"
Mutter :	„Das hättest du wohl gern. Wenn Miltenson das sieht glaubt er doch ich bin eine Schlampe, und er denkt sich: Der arme

	Mann, ich kann ihn verstehen. Kein Wunder, dass der leidet bei so einer Frau. Und ich bin dann wieder einmal an allem schuld. Das hättest du wohl gern! Also, Herbert, geh dein Hemd wechseln!"
Vater (murrt):	„Muss das wirklich sein?"
Mutter (streng):	„Herbert!"

Vater trottet ab und kommt mit einem frischen Hemd wieder.

Vater:	„Kann's jetzt endlich losgehen?"
Mutter:	„Warte noch! Dreh dich mal um. Schau dir das an was da mit auf dem Bild ist. Deine schmutzigen Socken, deine Sportzeitung. Dein ganzer Kram, der da rumliegt. Soll der Miltenson etwa glauben, wir hausen wie die Zigeuner? Räum zuerst deine Sachen weg!"
Vater:	„Ach, Irma, das muss doch jetzt nicht sein. Ich hab keine Lust, jetzt wegen dem Miltenson groß aufzuräumen."
Tochter:	„Wir könnten doch die Oma fragen!"
Vater:	„Was? Wie?"

Tocher: „Du hast gesagt, die war nach dem Krieg eine Trümmerlfrau und hat Österreich zusammengeräumt!"

Mutter lacht.

Vater: „Trümmerfrau, ohne „L". Das hat nichts mit Hundstrümmerl zu tun. Und sie hat auch nicht Österreich aufgeräumt, sondern aufgebaut!"

Mutter lacht immer noch.

Vater „Lach nicht. Ich hab eine bessere Idee. Wir stellen uns einfach in einen Türstock. Da ist dann im Bild maximal noch ein bisschen was von der weißen Wand zu sehen … "

Mutter (skeptisch): „In einen Türstock?"

Vater: „Ja, komm!"

Vater nimmt Mutter bei der Hand und geht mit ihr zu einem Türstock. Ihre Gesichter schauen sich an.

Vater: „Das geht so nicht. Du musst in die Kamera schauen."

Mutter dreht sich zur Kamera. Vater tut es ihr gleich.

Vater: „Fang an!"
Mutter: (zur Kamera) „Wir machen jetzt einen Streit!"

Pause.

Vater: „Also, fang an!"
Mutter: „Mir fällt nichts ein!"
Vater: „Was heißt, dir fällt nichts ein?"
Mutter: „Mir fällt eben nichts ein!"
Vater: „Das gibt's doch nicht. Du mekkerst doch ansonsten auch den ganzen Tag!"
Mutter: „Ja, aber mir fällt eben jetzt nichts ein. Es ist wegen der Kamera."
Vater: „Gott, nun stell dich doch nicht so an wegen der Kamera! Am besten, wir spielen den Streit von vorhin nach. Wie hat denn der noch mal begonnen?"

Vater denkt nach.

Mutter: „Mit Paula!"
Vater (zu Paula): „Sag was du vorhin gesagt hast!"
Paula: „Ich hab nur einen Saft wollen!"
Vater: „Dann sag es!"

Paula dreht die Kamera zu sich und spricht.

Paula:	„Ich hab nur einen Saft wollen!"

Paula dreht die Kamera wieder zu den Eltern.

Vater:	„Aber doch nicht so! Du hast gesagt: Kann ich einen Saft! Also sag es!"
Mutter:	„Stopp! „Kann ich einen Saft" ist doch kein deutscher Satz! Was soll denn der Miltenson von uns denken wenn er das hört! Herbert, überleg doch einmal! Der wird glauben, wir sind eingebürgerte Türken!"
Vater:	„Du hast recht!"
Vater (zu Paula);	„Also sag: „liebe Mama, könnte ich bitte einen Saft haben?""
Paula (unwillig):	„Liebe Mama, könnte ich bitte einen Saft haben?"
Vater:	„Mit mehr Freude! Sonst glaubt der Therapeut am Ende noch wie hätten Familienprobleme!"
Tochter (übertreibt):	„Bitte, liebe Mama, kann ich einen Saft haben?"

Pause.

Vater: „So, und nun hol ihr doch endlich einen Saft!“

Mutter: „Soll ich wirklich?“

Vater: „Nun mach schon!“

Mutter holt einen Saft und gibt ihn Paula. Paula trinkt.

Vater: „Stopp. Das Ganze noch einmal. Du musst „Danke!“ sagen bevor du trinkst, Paula.“

Mutter nimmt das halb leere Glas, geht damit zur Küche, füllt es voll, und stellt es dann zu Paula.

Paula: „Danke!“

Paula trinkt widerwillig.

Vater: „Das Handy, das Handy, wo ist das Handy? Paula, du kannst es doch nicht einfach weglegen während du trinkst. Also, das ganze noch einmal!“

Mutter nimmt wieder das Glas, geht zur Küche, füllt es erneut, kommt zurück, stellt es Paula hin.

Paula: „Danke!“

Paula trinkt widerwillig mit der einen Hand. In der anderen Hand hält sie das Handy. Plötzlich rülpst sie.

Vater und Mutter:	„Paula!“
Paula:	„Ich kann nichts dafür. Ich hab Luft geschluckt. Ich hab keinen Durst mehr!“
Vater:	„Das geht jetzt nicht. Wir sind noch nicht fertig!“
Vater zu Mutter:	„Bring ihr ein neues Glas!“

Mutter geht, kommt mit einem gefüllten Glas zurück und stellt es Paula hin. Paula zeigt Anzeichen von Ekel.

Paula:	„Danke!“

Paula trinkt widerwillig. Der Saft rinnt ihr bei den Mundwinkeln runter. Dann erbricht sie. Sie filmt sich dabei.

Mutter:	„Paula!“
Vater:	„Cut! Geht doch!“

Paula zeigt Vater die Zunge und filmt sich dabei. Dann dreht sie die Kamera wieder auf ihre Eltern.

Vater:	„Willst du eine Watsche?“

Paula dreht das Handy zu sich und filmt ihr Gesicht in Großaufnahme.

Paula:	„Haben. Es heißt: „Willst du *bitte* eine Watsche *haben*“? Also alles noch einmal von vorn!“

Wie kann ich einen Eisbären … entwöhnen?

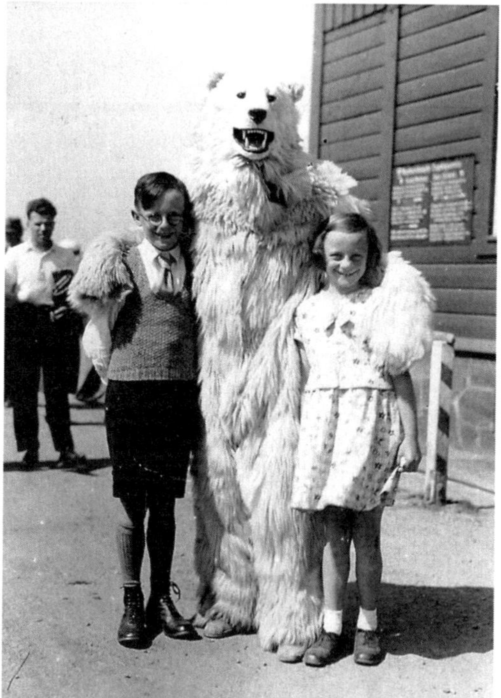

Wolfsstrategie 1: „Doch auch der König des Nordpolarmeers ist nicht unantastbar. Angriffe von Schwertwalen, Eishaien und Walrossen sind belegt. Und manchmal stellen Wolfsrudel den Jungtieren nach, die von der Wurfhöhle zur Küste wandern. Einige Wölfe lenken die Mutter ab, während sich die anderen das Eisbärbaby holen."

Es war nicht seine Idee gewesen. Miltensons Frau hatte ihn auf die Veranstaltung aufmerksam gemacht: „Raucherentwöhnung in drei Schritten. Fassen Sie sich ein Herz für Ihre Lunge! Infoveranstaltung am Freitag Abend im Amstettner Rathaussaal." Erst hatte er ja gar nicht hingehen wollen, aber dem Argument seiner Frau: „Dann gehst halt rein beruflich hin um zu sehen, was sich in der legalen Suchtszene so tut" hatte er nichts entgegenzusetzen gehabt, und so hatte er schließlich zugestimmt.

Nun, da es so weit war, bereute er es. Er fluchte kurz, seufzte, parkte seinen Lancia Dedra auf dem letzten freien Parkplatz ein und sah auf die Uhr: 10 Minuten vor 19 Uhr. Perfekt.

Zeit genug, vor der Veranstaltung noch eine Zigarette zu rauchen; oder zwei, präventiv, da man ja nicht wusste, ob Rauchpausen gemacht werden würden. Wahrscheinlich schon, denn sonst würden die Vortragenden spätestens nach einer Stunde allein im Saal sitzen, wenn alle Raucher ein ähnlich großes Verlangen nach dem Glimmstängel hatten wie er selbst.

Er stieg aus dem Wagen und ging auf das Gebäude zu. Intuitiv verlangsamte er seinen Schritt, als er die ersten Menschen - vorwiegend Männer - vor dem Eingang stehen sah. Sie sprachen zwar nicht miteinander, doch sie verhielten sich alle gleich: Jeder von ihnen rauchte, fast alle telefonierten mit ihrem Handy, man ging kurze Schritte auf und ab und bemühte sich, „geschäftlich" auszusehen und so vom Glimmstängel in der Hand abzulenken.

Miltenson merkte, wie ein unangenehmes Gefühl in ihm aufstieg, das er schließlich als eine Mischung aus Peinlichkeit und Angst identifizierte. Ihm wurde schlagartig klar, dass er einer von *denen* war, und bestimmt auch von den Anderen als einer von ihnen gesehen wurde, „lediglich berufliches Interesse an der Veranstaltung" hin oder her.

Er war nun dem Blick der Öffentlichkeit ausgesetzt. Man würde - irrtümlich - annehmen, dass er am Raucherentwöhnungsprogramm teilnehmen wolle. Das könnte für ihn unangenehme Folgen haben, vorausgesetzt, er würde beim Vortrag auf Bekannte treffen. Es würde sich in Windeseile herumsprechen, dass er, der Herr Therapeut, sich scheinbar eingestehen musste, dass er ein Suchtproblem hatte, das *er selbst* nicht lösen könne! Es würde spöttische Kommentare geben. Jedesmal, wenn er sich nun in der Öffentlichkeit eine Zigarette anzünden würde würde man ihn hämisch beobachten; zumindest aber würde er sich ab jetzt bei jeder Zigarette beobachtet fühlen.

Wahrlich kein angenehmer Gedanke! Miltenson schauderte es. Er überlegte: Wie konnte er jetzt noch dem Dilemma entrinnen? Er könnte noch umdrehen und gehen, aber dummerweise hatte er sich schon eine Zigarette angezündet und sich - laut telefonierend mit seiner Sprachbox! - zu den Männern am Eingang gesellt. Sie hatten ihn nun eindeutig als einen der ihren identifiziert. Jetzt zu gehen würde auffallen, aber nur, wenn ihn ein Bekannter oder ein Klient schon gesehen hätte. Noch war Flucht möglich.

Gerade, als er so tun wollte, als ob er sich wegen des Wirbels und um seinen fiktiven Gesprächspartner besser verstehen zu können („Du, wart einmal, ich versteh Dich nicht. Es ist so laut da. Ich geh mal ein Stück weg, dann versteh ich dich wieder … “) ein paar Meter vom Veranstaltungssaal entfernen müsse, gerade in diesem Moment spürte er von hinten eine Hand auf seine Schulter schlagen und eine Männerstimme sagen: „Das gibt's doch gar nicht: der Erik! Dich hab ich aber schon lange nicht gesehen, Herr Kollege!“.

Miltenson zuckte zusammen, dann drehte er sich blitzartig um. Er brauchte ein paar Sekunden um sich wieder zu sammeln und das Gesicht, das ihn anlachte, zuzuordnen.

„Stefan, was machst denn du da?“ war das einzige, das ihm da noch einfiel. Es kam bei Miltenson selten vor, dass er sprachlos war. Klar: Er war ja als Therapeut auf's Reden trainiert, und das seit Jahren. Er redete sogar im Schlaf, wie seine Frau ihm belustigt erzählte; und er redete manchmal mit seinem Gummibaum und schimpfte ihn, wenn dieser wieder einmal ein Blatt verloren hatte (mangels regelmäßiger Düngung allerdings). Aber nun: Nun war er kurz sprachlos. Er taumelte geistig, wie ein getroffener Boxer, der beim Flüchten aus dem Ring noch einen Überraschungsschlag abbekommen hatte, aber er fiel nicht.

„Was soll ich denn bei euch in Amstetten machen außer einen Vortrag halten, Erik?“, sagte sein Gegenüber und lachte.

Er kannte Stefan von der Uni. Psychologiestudium. Miltenson, das Kind vom Land, hatte seinen Kommilitonen stets wegen dessen Eloquenz und rhetorischen Brillanz bewundert. Man hatte sich auf Anhieb verstanden und es hatte sich eine dicke Freundschaft entwickelt, bei aller Unterschiedlichkeit der beiden. Im Laufe der Zeit waren aus Miltenson und Stefan „Dr. Erik H. Miltenson" und „Prof. Mag. Stefan Hoffer" geworden. Miltenson war aus Wien zurück in sein geliebtes Mostviertel gegangen, Hoffer war in Wien geblieben. Ihre Wege hatten sich getrennt. Zwar hatte man sich Jahre später bei Fortbildungsveranstaltungen für Systemische Familientherapeuten wieder sporadisch getroffen, aber zuletzt hatte man sich ganz einfach aus den Augen verloren.

„Hab gar nicht gewusst, dass du jetzt in der Raucherentwöhnung tätig bist. Habt ihr in Wien denn gar keine Familien mehr, die ihr therapieren könnt?". Miltenson versuchte mit einem Scherz die Aufmerksamkeit von sich weg zu lenken und wusste doch im selben Moment, dass Hoffer diesen Schachzug durchschauen würde. Kein Wunder also, dass der antwortete: „Weißt eh: In Wien gibt's jetzt schon mehr Therapeuten als Klienten. Da hab ich mir gedacht: Fahrst als Missionar aufs Land und tust dort Gutes. Hätt mir aber nicht gedacht, dass Du einmal zu mir in Therapie kommst!"

Miltenson wankte wieder, innerlich. Er wusste, dass er seinem Freund nichts vormachen konnte, versuchte es aber in seiner Not dennoch: „Nicht was du denkst, Stefan, ich bin rein beruflich hier. Weil mich das Thema interessiert und weil ich stets auf der Suche nach neuen Klienten bin, weißt eh!"

Hoffer hatte ihm mit einem süffisanten Lächeln auf den Lippen zugehört. Sein Blick war von Miltensons Gesicht langsam über dessen Schulter, dessen Arm bis hin auf dessen Hand und die beiden Finger, die die brennende Zigarette hielten, gewandert. Nun starrte er die Zigarette so an dass es Miltenson unangenehm wurde, er sich umsah, „entschuldige bitte kurz" sagte, ein paar Meter auf den großen Aschenbecher vor der Eingangstür zuging und hastig die Zigarette dort ausdrückte.

Miltenson fühlte sich ertappt. Wieder einmal wurde ihm klar, warum Stefan den Spitznamen „der Geier" bekommen hatte: Seine Art, Gespräche zunächst kreisen zu lassen, ehe er sich nahezu ansatzlos auf ein wichtiges Detail stürzte hatten ihn zu einem der besten Psychotherapeuten Österreichs gemacht.

Hoffer sah auf die Uhr: „Ui, ich muss rein. Muss noch kurz mit dem Veranstalter den Ablauf der Veranstaltung durchbesprechen und mein Headset ausprobieren. Komm am besten gleich mit, dann stell ich dich ihm gleich vor und wir können in der Pause weiterreden und nach dem Ende der Veranstaltung vielleicht noch was trinken gehen. Hast Lust?"

Miltenson war Aufmerksamkeit unangenehm, so dass er erwiderte: „Du, kümmere dich nicht um mich. Schau dass du dich gut vorbereitest. Nimm auf mich keine Rücksicht. Das wegen dem Fortgehen nachher: vielleicht. Aber es kann auch sein dass ich früher weggehen muss, beruflich, du verstehst. In diesem Fall ruf ich dich dann morgen an, o.k.?"

Hoffer nickte und lächelte. Er sah wieder auf Miltensons rechte Hand, sodass sich dieser gezwungen sah, ebenfalls hinzusehen. Rein vom Gefühl her hätte er nicht mit Sicherheit sagen können, ob er noch eine Zigarette in der Hand hielt oder nicht; er hatte sich seine diesbezügliche taktile Sensibilität in den letzten Jahren „abtrainiert"; er rauchte „automatisch", ohne etwas zu spüren. In seinem Kopf arbeitete es: Er hatte doch eben die Zigarette ausgedämpft, oder? Aber Stefans Blick machte ihn so unsicher, dass er auf seine Hand blickte. Natürlich befand sich da keine Zigarette mehr. Er schaute verärgert wieder hoch: Sein Freund hatte bei ihm eine sogenannte „Aufmerksamkeitsfokussierung auf das Problem" gemacht - eine simple therapeutische Intervention - und er war ihm hineingefallen. Er wollte Stefan noch etwas erwidern, doch der hatte sich längst umgedreht und war in den Rathaussaal gegangen.

Miltenson folgte ihm. Er würde sich in die letzte Reihe setzen, am Rand. Würde dann jemand der später kam ihn bitten, weiter rein zu rutschen und ihm so seinen Platz freizumachen, dann würde er dies mit den Worten: „Tut mir leid, ich bleib am Rand sitzen, ich muss früher gehen!" verwehren. So konnte er zum Ausdruck bringen, dass er an der Veranstaltung, aber nicht am Raucherentwöhnungsprogramm selbst interessiert war. Er lächelte, da er somit eine Legitimation vor den anderen für seine Anwesenheit gefunden hatte.

Als er den Raum betrat blieb er instinktiv stehen. Mit so einem Besucherandrang hatte er nicht gerechnet: An die hundert Leute saßen da und gaben sich Mühe, sich unbeteiligt zu verhalten.

Die ersten beiden Reihen waren wie immer frei. Miltenson warf einen schnellen Blick über die Menge und registrierte mit Zufriedenheit, dass er niemanden der Anwesenden kannte. Also stürmte er auf die letzte Reihe zu und bat den Mann, der am Rand sah, einen Platz weiter in die Reihe hineinzurutschen. Der sah kurz zu ihm auf, senkte dann wieder seinen Blick und sprach: „Tut mir leid, aber ich kann sie nur in die Reihe reinlassen. Nachrutschen kann ich nicht, da ich nur wegen des Vortrags da bin, aber nicht wegen des Raucherentwöhnungsprogramms. Ich gehe nämlich früher." Er drehte seine Füße zur Seite damit Miltenson besser durch die Sesselreihe gehen konnte. Miltenson bahnte sich mit einigen „Entschuldigung" und „Danke" den Weg zur Mitte der Reihe und ließ sich schließlich auf dem einzig freien Stuhl nieder. Er spürte die Blicke, die man ihm von vorn und von der Seite zuwarf und merkte, wie er rot wurde. Er drehte sich zu seinem Sitznachbarn und sagte lautstark: „Ich freu mich schon auf den Lichtbildvortrag. Schweden ist doch so ein schönes Land. Und außerdem kommen meine Vorfahren von dort!" Der Mann neben ihm schüttelte kurz den Kopf, ehe er sich wieder seinem Handydisplay zuwandte. Miltenson seufzte erleichtert durch. Es konnte beginnen.

Der Veranstalter begrüßte die „Raucherinnen und Raucher, die heute hier sind um sich zu informieren, wie man sich von einem Laster trennen kann" und bewirkte so eisernes Schweigen im Saal. Dann übergab er „dem Fachmann aus Wien, Herrn Doktor Stefan Hoffer" unter mäßigem Applaus das Wort.

Miltenson rutschte intuitiv tiefer in den Sessel.

„Guten Abend meine Damen und Herren," begann der Therapeut mit seinem Referat, „Sie werden sich jetzt sicher fragen: Wer ist denn das, und was will der von uns. Ein Wiener will uns beibringen, wie man zum Rauchen aufhört, und dabei will ich doch gar nicht zum Rauchen aufhören. Ich bin doch nur hier weil es draußen regnet, weil heute wieder einmal nichts Gescheites im Fernsehen ist oder weil ich gerade Streit mit meiner Frau gehabt habe und somit sogar ein Vortrag von einem Psychologen besser ist als nach Hause zu gehen? Ist doch so, oder?"

Gelächter im Saal.

„Und sie werden sich fragen: Wie will er denn das anstellen, der g'scheite Herr Doktor, der ja selbst nicht einmal ein Raucher ist. Der weiß ja gar nicht wie schwer das mit dem Aufhören ist. Der kennt das ja nur aus seinen g'scheiten Büchln, der Theoretiker. Habe ich nicht recht?"

Das Gelächter im Saal wurde größer.

‚Perfektes Joining und Paising, ein perfekter Aufbau von Beziehung und einer „Ja-Haltung"', dachte Miltenson noch, ehe sein Freund fortfuhr.

„Ich hab deshalb lange überlegt, wie ich ihnen etwas vermitteln kann, so dass Sie es überhaupt annehmen können. Ich habe mir gedacht, das geht am besten an einem Anschauungsobjekt. An jemanden, der so tief in seiner Sucht gefangen ist, dass man über ihn sagt: „Der ist ein hoffnungsloser Fall. Der wird es nie schaffen!“. Wenn der es versucht, und er es dann schafft, mit dem Rauchen aufzuhören, dann vielleicht, aber nur dann, werden Sie, die Sie hier sitzen, zu sich selbst sagen: „Ich will zwar nicht wirklich aufhören mit dem Rauchen, aber ich kann`s ja mal versuchen. Wenn DER es geschafft hat, dann kann ich es auch. Habe ich nicht Recht?“

Nicken und murmeln im Saal.

„Und zu diesem Zweck habe ich meinen Freund, den Erik Miltenson, Psychotherapeut aus Amstetten mit Hausbootordination in Ardagger, angerufen, und ihn gefragt, ob er nicht an unserem Programm teilnehmen will. Und, stellen Sie sich vor: Er hat selbstverständlich sofort zugesagt. Meine Damen und Herren, ich bitte Sie um einen heftigen Applaus für Dr. Miltenson. Er sitzt, bescheiden wie immer, soviel ich gesehen habe, in der letzten Reihe. Erik, vielleicht stehst du kurz auf, damit dich die Leute besser sehen können!“

Heftiger Applaus setzte ein. Miltenson spürte, wie 200 Augen nach ihm suchten und sich schließlich auf ihn richteten. Er versuchte ihnen zu entkommen, indem er tief in seinen Sessel rutschte und versuchte sich kleinzumachen. Kein leichtes Unterfangen für einen Menschen über 1 Meter 80, und daher aussichtslos. Man erkannte ihn aus der Menge an seiner unnatürlichen Sitzhaltung. Da half es auch nichts, dass Miltenson auf einmal einen Nachbarn eindringlich ansah, mit dem Finger auf ihn zeigte um die Aufmerksamkeit auf ihn zu lenken. Er hatte Pech: Sein Nachbar war ein stadtbekannter Alkoholiker. Jeder wusste, dass dies nicht Miltenson sein konnte.

Die Menge johlte nun und dachte, Miltensons Verhalten wäre Teil von Hoffers Plan.

Dieser setzte noch eines drauf: „Schaun sie sich seine Hände gut an, besonders seine rechte Hand. Sehen Sie die gelben Finger? Seit gut 20 Jahren balsamiert er sie mit 40 Einheiten Nikotin täglich ein. Die sind jetzt so gelb, dass man glauben könnte, sie stammen von einem chinesischen Organspender."

Nun gab es im Saal kein Halten mehr: Leute standen auf, um einen besseren Blick auf Miltensons Hände zu erhaschen, und als Miltenson diese zu seinem Schutz hinter seinem Rücken verstecken wollte revanchierte sich der Alkoholiker für Miltensons Foul von vorhin, indem er dessen Hand fasste und sie in die Höhe hielt. Wie beim Boxen, nur: Miltenson fühlte sich rein gar nicht wie ein Sieger.

Nun herrscht im Saal Bierzeltatmosphäre, die Hoffer aber mit ernstem Gesicht und einer strengen Handgeste schlagartig dämpfte: „Leute, es geht hier um eine ernste Sache. Dieser Mann hat sich für uns entschlossen, als Vorbild voranzugehen und uns zu zeigen, dass er in der nächsten acht Wochen das Rauchen sein lassen wird. Sollten Sie ihm also auf der Straße begegnen: Sprechen sie ihm Mut zu, unterstützen Sie ihn; schreiben Sie ihm aufmunternde E-Mails; kommen Sie zu seiner Hausbootordination nach Ardagger und spenden Sie ihm Kraft! Ich hoffe, ich kann mich da auf Sie verlassen!"

Köpfenicken, Ja-Rufe. Der Alkoholiker klopfte Miltenson anerkennend auf den Rücken und sprach mit einer Bierfahne zu seinem Sitznachbarn: „Heast, wir sind so stolz auf dich!"

Miltenson reagierte nicht. Er war gefangen in einer tiefen Trance. Er schien sich gerade auszumalen, wie für ihn die nächsten Wochen verlaufen würden. Er würde unter ständiger, gutgemeinter Kontrolle sein, stets in Angst leben müssen, dass ihn wer beim Rauchen erwischen könnte. Er seufzte. Ab heute war er der Gejagte, nicht der Jäger. Er war nun nicht Nanook, er war die Robbe. Kein schöner Gedanke fürwahr. Wollte er seinem Schicksal entkommen, so galt es, einen Gegenangriff zu starten. „Ich höre zum Rauchen auf, weil ICH es will, und nicht weil IHR es wollt, sondern OBWOHL ihr es wollt", dachte er für sich. Ein schwacher Trost für eine Robbe, die gerade erlegt wird, aber immerhin.

Dem Eisbären war das sicherlich egal.

Wie kann ich einen Eisbären … stoppen?

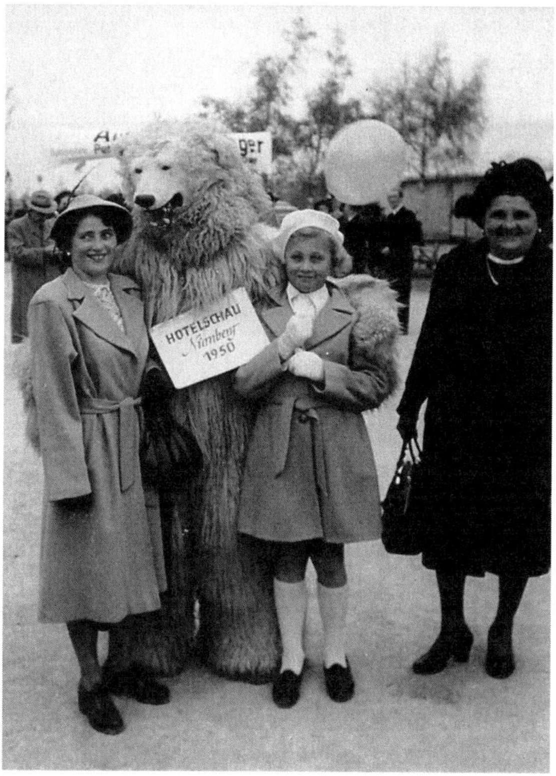

Eisbärstrategie 2: „Oft laufen die Bären gegen den Wind im Zick-Zack-Kurs über das Eis, indem sie jede Deckung ausnutzen."

Zuerst hatte sie das Gefühl nicht wahrnehmen wollen, das in ihr hochgestiegen war. Irgendetwas schien sie heute zu irritieren, irgendetwas unterbrach ihren automatisierten Ablauf. Sie war, wie gewohnt ohne viel nachzudenken, zum Kühlschrank geeilt und hatte die Türe wie immer mit einem Schwung geöffnet. Doch als sie sich wahllos irgendeine Speise greifen wollte sah sie ihn.

Der Zettel war zwar nicht besonders groß, aber er trug eindeutig ihre Handschrift. Sie hatte ihn den ganzen Tag erfolgreich verdrängt, vergessen wie sie ihn vor einigen Tagen selbst geschrieben und ihn dann im Kühlschrank platziert hatte. Anfangs war sie sich dabei blöd vorgekommen, hatte gezögert, aber sie hatte es dann endlich getan. Schließlich wollte sie ihre Fressattacken in den Griff bekommen. Ihr Therapeut hatte ihr zu diesem Schritt geraten. Er hatte gemeint, das Bedrohliche an ihrem Problem sei nicht so sehr das Problem an sich, sondern ihr Umgang damit. Sie hatte nachfragen müssen um sicher zu sein dass sie ihn richtig verstanden hatte. Und er sie. Sie wollte doch schon seit Jahren mit dem Fressen und dem Brechen aufhören und hatte Hoffnung gehegt, dass er ihr dabei helfen würde (ehrlich gesagt, dass er „es" ihr wegmachen würde). Aber er hatte sie enttäuscht, sie nur lange angesehen und gemeint, dass sie dies selbst bewerkstelligen müsse, mit seiner Hilfe zwar, aber tun müsse sie es schließlich selbst. Sie hatte geantwortet: „Wenn das so leicht wäre! Wenn ich es könnte, dann hätte ich es doch schon längst getan!" Da hatte er nur seinen Blick gesenkt und mit leisen, warmen Worten gemeint, wenn sie die Fähigkeit besitze, ein Problem zu erzeugen, so habe sie auch die Fähigkeit, es zu beseitigen.

Seine Worte hatten auf sie eine irritierende Wirkung. Einerseits transportierten sie so etwas wie Hoffnung – etwas, das ihr seit langem fremd geworden war. Andererseits aber fühlte sie sich auch unverstanden, da ohnmächtig, dem Zwang auch nur etwas entgegenzuhalten, der sie manchmal zu überkommen schien.

„Ich verstehe", hatte Miltenson vertrauensvoll geantwortet, „man fühlt sich so wie jemand, der überrumpelt wird, wenn Frau Bulimie wieder einmal auf Besuch kommt und sich selbst zum Essen einlädt." Damit hatte er dem, was sich täglich rund um das Essen abspielte, einen treffenden Vergleich gegeben. Da kam doch tatsächlich schon seit Jahren ein ungebetener Gast zum Mittagstisch, fraß, kotzte – und benutzte dazu ihren Körper.

Ja, genauso fühlte sie sich.

„Man müsste mit ihr reden, damit sie damit aufhört", hatte sie sich zunächst gedacht und diesen Gedanken zögerlich dem Therapeuten mitgeteilt. Doch dieser winkte ab: „Das wird nicht gehen. Mit der Idee von Einsicht wird man bei ihr nicht weiterkommen. Das versuchen Sie doch schon seit Jahren erfolglos, stimmt's etwa nicht?"

Es stimmte. Seit Jahren schon versuchte sie, sich „einsichtig" zu verhalten und so ihr Problem zu lösen. Sie führte sich immer und immer wieder die Schädlichkeit ihres Ess-Brech-Verhaltens für ihren Körper vor

Augen, beschloss hunderte Male, künftig „vernünftig" zu essen, „stark" zu bleiben etc. Geholfen hatte es noch nie. Das Problem war: Die Einsicht kam immer erst hinterher, nachdem sie sich über der Klomuschel entleert hatte. Zuvor war sie einfach nicht da, hatte sich aus dem Staub gemacht oder was auch immer.

Auch ihre Lösungsversuche mit der „Willensstärke" hatten immer nur zeitlich begrenzt funktioniert. Kam „Frau Bulimie", war „Frau Willensstärke" schon lange weg.

„Nicht immer führt der direkteste Weg am schnellsten zum Ziel", hatte Miltenson philosophiert und dabei an die Ameisenplage in seiner Kindheit gedacht. In einem warmen Sommer waren ganze Völker dieser Krabbeltiere über die elterliche Speisekammer hergefallen, sehr zum Leidwesen seiner besorgten Mutter. Diese hatte zunächst versucht, mit modernem Gift aus dem Lagerhaus die Tiere zu erledigen. Zunächst hatte es geholfen: viele tote Tiere bezeugten die Wirksamkeit der chemischen Keule. Jedoch nach einiger Zeit schien sich die Plage noch auszuweiten: Auf jedes tote Tier kamen zirka 10 neue. „Wenn wer stirbt, dann kommt halt die Verwandtschaft zum Begräbnis!", hatte seine Oma, die Altbäuerin süffisant gemeint. Sie hatte vorgeschlagen, zunächst herauszufinden wie die Krabbeltiere ins Haus kamen und erst daraus Schlüsse über die Bekämpfung der Plage zu ziehen. Mutter war zunächst skeptisch gewesen. Dann hatte sie aber entdeckt, dass die Ameisen scheinbar über ihre geliebten Oleander, die sie mit ganzen Stolz links und rechts neben der Haustüre stehen hatte, den Weg ins Haus fanden. Oma hatte gemeint, dass man die Tiere nicht zu bekämpfen brauche; man müsse ihnen nur den Appetit auf das Sekret der Läuse, die sich auf den Oleanderblättern befanden, vergällen, dann würden sie sich nach neuer Nahrung umschauen. Und so war es auch: Nachdem Miltensons Mutter die Sträucher mit Kernseifenlauge besprüht hatte dauerte es keine zwei Wochen mehr und die Ameisen waren wieder ins Freie übersiedelt.

„Ich sag Ihnen was“, hatte Miltenson gesagt, „jahrelange Traditionen wie Ihre Einladungen zum gemeinsamen Essen, kann man nicht von heute auf morgen brechen. Denken sie doch nur an Weihnachten!“

„Wie, an Weihnachten?“, hatte die Frau geantwortet, „wie meinen Sie das mit den Traditionen?“

„Als Kind haben Sie doch sicher den ganzen Heiligen Abend darauf gewartet dass das Christkind kommt, oder nicht?“

„Natürlich! Aber was hat … “

„Und sie wollten es unbedingt einmal sehen, oder?“

„Klar, aber … “

„Aber Sie haben es nie gesehen, sondern immer nur das Läuten seiner Glocke gehört, sind dann ins Zimmer gestürzt, wo die Kerzen des Baumes schon gebrannt haben und haben den Vorhang noch wehen sehen vom Fenster, aus dem es kurz zuvor entschwunden ist. War doch so, oder?“

„Sie haben recht. Einmal habe ich sogar ein paar Engelshaare gefunden! Meine Eltern haben es genau so gemacht.“

„Und?“, hatte Miltenson weitergefragt, „Pflegen Sie mit Ihren Kindern diese Tradition auch heute noch?“

„Sie werden lachen: ja, selbstverständlich! Nur dass ich heutzutage diejenige bin, die das Ganze inszeniert, die Kerzen anzündet, das Fenster kippt und mit der Glocke läutet. Und meine Kinder sind diejenigen, die ins Zimmer stürzen!“

Beide hatten gelacht, ehe der Therapeut erklärte: „Was ich damit sagen will ist, dass es leichter ist, Traditionen nicht einfach abzuschaffen, sondern sie zu ändern, zu modifizieren.“

Für die Bulimie war täglich Weihnachten. SIE war es jedoch, die die Glocke läutete, und die Frau war das kleine Mädchen, dass ins Zimmer stürzte, über die Geschenke herfiel und sie dann aus schlechtem Gewissen wieder (in die Klomuschel) hergeben musste.

Es galt, so meinte Miltenson, den Ablauf des Heiligen Abends zu verändern. Künftig sollte die Frau die Glocke läuten und die Bulimie sich auf die Geschenke stürzen. Rollentausch war angesagt.

Die Frau sollte sich nichts vormachen, hatte Miltenson zunächst ernüchternd gemeint: Auch weiterhin wäre täglich Weihnachten angesagt. Nur sollte die Frau eben wenn zu Mittag „die Zeit der schönen Bescherung“, wie er es augenzwinkernd nannte, gekommen war, „die Glocke in die Hand nehmen“: Sie sollte das, was sowieso passieren würde (dass die Bulimie zum Essen kam), einläuten. Es sollte mit dem Essen begonnen werden, weil SIE es wollte, und sie sollte essen, was SIE wollte, und nicht mehr was ihr die Bulimie aufzwang. SIE traf fortan die Entscheidung.

Sie sollte vor Essensbeginn jedoch selbst entscheiden, WANN Essenszeit war, WAS auf den Tisch kam und WER WAS essen wollte. Bisher entschied das scheinbar der Gast.

Miltenson hielt es auch für möglich, dass der Gast in Zukunft nicht rechtzeitig zum Essen kommen würde, wie Kinder, denen man ruft: „Das Essen ist fertig", und die dann mit „Komm gleich" antworteten - und in ihrem Zimmer weiterspielen würden. Dies sei für die Mutter im ersten Augenblick zwar ärgerlich, sie solle sich aber nicht aus dem Konzept bringen lassen und eben allein essen. War sie mit dem Essen fertig, war das Essen beendet, und die zu spät Kommenden hatten das Nachsehen. Sie hatten ja bei der nächsten Mahlzeit wieder die Chance, sich an die neuen Regeln zu halten …

So war es auch in Miltensons Kindheit gewesen. Er war auf einem Bauernhof aufgewachsen. Hier galt die Regel: Der Bauer begann und beendete das Essen. Man musste also schnell sein: Wenn Miltensons Vater sein Besteck weglegte, war das Essen auch für alle anderen, die am Tisch saßen, vorbei. So lernte er schon als Kind, sich zu begrenzen. Nicht, dass der Therapeut dies für den idealen Umgang mit Essen hielt; den zeigt der Körper durch Hunger, Durst, Gusto und Völlegefühl an. Nein, zuerst wollte er bei der Frau die Idee der selbstständigen Entscheidung (im Unterschied zur aufgezwungenen Grenzenlosigkeit) einführen, ehe er sie Schritt für Schritt zum genussvollen Erleben führte.

Miltenson hatte sichergehen wollen, dass der Umgang mit dem Essen geändert werden würde. Zwar vertraute er der Frau, aber nicht der Bulimie. Er hatte deshalb noch eine „Sicherung" einbauen wollen.

Er hatte die Frau beauftragt, einen Zettel mit folgenden Fragen zu schreiben und ihn im Kühlschrank zu platzieren: „Bin ich heute beim Essen allein oder zu zweit? Falls zu zweit: Was und wie viel will ich essen, was und wie viel der Gast?". Sie sollte täglich zur Mittagszeit „das Essen einläuten", also entscheiden, wann es begann. Danach sollte sie zum Kühlschrank gehen, den Zettel lesen, die Fragen beantworten und - wie immer sie entschieden hatte - danach handeln.

Der Frau war diese Vorgangsweise auf Miltensons Hausboot logisch vorgekommen. Mit der zeitlichen Entfernung zur Therapiesitzung fand sie sie zunehmend albern. Aber sie hatte sich an die Zettelidee gehalten.

Nun stand sie wieder vor der geöffneten Kühlschranktür und blickte lustlos auf das beschriebene Blatt. Miltensons Idee war nur am ersten Tag spaßig gewesen. Mittlerweile war sie genervt davon und fand das ganze Prozedere anstrengend. Sie versuchte damit nicht zu viel Zeit zu verlieren, entschied sich für ein gemeinsames Mittagessen mit der Bulimie, teilte sich und ihr die Speisen zu, aß, aß, und aß. Sie hatte sich heute zum ersten Mal richtig überwinden müssen, mit dem Fressen anzufangen. Zunächst hatte sie lustlos im Essen herumgestochert; ein kurzer Blick auf die Uhr hatte sie dann hektisch zu essen beginnen lassen. Wollte sie ihr Programm durchziehen, musste sie sich beeilen, denn die Prozedur war aufwändig. Essen, aufs WC gehen, mehrmals erbrechen, die WC-Spülung betätigen, die Muschel mit dem Klobesen reinigen, danach ins Bad zum Zähneputzen, Kaugummi suchen, sich umziehen – das alles benötigte Zeit. Denn in knapp zwei Stunden hatte sie die nächste Sitzung auf Miltensons Hausboot. Und heute wollte sie pünktlich sein. Heute würde sie ihm erzählen, dass der Weg, den er vorgeschlagen hatte, ziemlich mühevoll und unwirksam sei. Er müsse sich eben was anderes einfallen lassen.

Gut, in den 10 Tagen seit der letzten Sitzung hatte sie nur acht mal gefressen und erbrochen (er würde es später „Entscheidungen für ein gemeinsames Essen" nennen); einmal hatte sie sich für ein Mahl allein entschieden, und einmal hatte sie doch glatt auf das ganze Prozedere völlig vergessen. Dies war ihr in den letzten Jahren niemals passiert. Aber sie würde ihn bitten, sich etwas Leichteres für sie auszudenken, denn sie fühlte sich irgendwie aus dem Lot geraten: Die letzten Tage hatte sie bemerkt, dass sie sich richtiggehend hatte anstrengen müssen, das Gegessene auch wieder zu erbrechen. Etwas, das jahrelang ohne viel Mühe und ohne viel Nachdenken passiert war musste sie nun mühevoll herstellen. Und es fiel ihr von Tag zu Tag schwerer.

Miltenson war erstaunt, ließ es sich aber nicht anmerken. Da saß ihm doch tatsächlich eine Klientin gegenüber, die sich lautstark darüber beklagte, dass ihr Problem, das sie über Jahre hinweg aufgebaut und kultiviert hatte, sich binnen 10 Tagen nicht hatte komplett lösen lassen! Und die permanent von kleinen, für den therapeutischen Prozess wichtigen, Veränderungen sprach – die sie aber nicht in Zusammenhang mit einem Lösungsprozess brachte. Er überlegte kurz, ob er sie fragen sollte, wie sie sich eine „Lösung" ihres Problems vorstellte, bzw. wie sie glaubte, dass dies passieren würde. Dann entschied er sich, die Frage nicht zu stellen. Zu bekannt war ihm die Antwort schon. Sie würde sicherlich sagen, dass sie darauf warte, dass es in ihrem Hirn „klick" mache, wie wenn man einen Schalter umlegt. Sicherlich dachte sie auch, sie sei nicht normal.

Das Verhalten der Klientin schien Miltensons Vermutung zu bestätigen. Sie übte sich nun schon minutenlang in Selbstabwertung, sprach ständig davon, wie „blöd" sie eigentlich sei und dass sie gar nicht wisse, warum sie so einen Blödsinn überhaupt mache.

„Vielleicht, weil es gar nicht blöd ist, was Sie tun?"

Miltenson sah ihr direkt in die Augen und zog die Augenbrauen hoch.

„Wie, ich verstehe nicht, wollen Sie etwa behaupten, dass mein Essen und mein Brechen intelligent sind?" Die Frau schüttelte ungläubig den Kopf. So einen Unsinn hatte sie im Zusammenhang mit ihrer Störung noch nicht gehört. Sämtliche Fachleute, bei denen sie bisher in Behandlung war, hatten von einer schweren Störung, die es zu beseitigen galt gesprochen. Gut, sie waren nicht erfolgreich gewesen, keiner von ihnen. Aber dass das Symptom auch nur irgendwie „intelligent" sein könnte – darauf war noch keiner gekommen.

Bis eben auf Miltenson.

„Es muss intelligent sein, sonst würden Sie es nicht immer wieder tun!", antwortete Miltenson trocken. „Sie müssen wissen: Wir in der Systemischen Kurztherapie vertreten die Meinung, dass Menschen die eigenartigsten Dinge tun, wenn sie davon überzeugt sind, dass sie wirken. ‚Nur erfolgreiche Lösungen chronifizieren!', sagen wir dazu."

„Und was, bitte schön, soll an meinem Brechen „intelligent" oder „erfolgreich" sein?"

Sie hatte eigentlich vom Therapeuten eine Antwort erwartet, doch dieser antwortete mit einer Gegenfrage: „Was, bitteschön, würde denn passieren, wenn Sie das Brechen einmal weglassen würden?"

Jetzt wurde die Frau schlagartig bleich: „Um Gottes willen! Das wäre eine Katastrophe!"

„Und warum, wenn es doch angeblich so blöde und unnütz ist?"

„Aber doch nicht, wenn ich vorher maßlos gefressen habe! Was glauben sie, wie sich das auf mein Gewicht auswirken würde? Über kurz oder lang würde ich aussehen wie ein Germknödel! Mein Problem ist nicht das Brechen, sondern das Essen!"

Sie hatte die Hände vor die Brust verschränkt, sich nach hinten in den Sessel gedrückt und sah den Therapeuten nun selbstsicher an. Doch dieser zeigte sich völlig unbeeindruckt ob der neuen Definition des Problems.

„Entschuldigen Sie, dass ich Sie erneut korrigieren muss, aber Ihr Problem ist nicht das Essen an sich. Ihr Problem ist, dass Sie scheinbar eine geniale Idee entwickelt haben, die es Ihnen erlaubt, alles was Sie essen wollen auch zu essen, und auch so viel Sie wollen – da Sie es sowieso wieder erbrechen! Eine Eintrittskarte ins Schlaraffenland quasi, nur ohne Reue! Solange Sie damit weitermachen werden Sie nicht zunehmen, ist doch so, oder?"

Sie musste ihm beipflichten und gestehen, dass es ihr gelungen war, in all den Jahren, in denen sie fraß und erbrach, ihr Gewicht nahezu konstant zu halten.

Miltenson erläuterte weiter: „Wenn man bei diesem „Spiel" – und er führte dabei mit dem Zeige- und Mittelfinger der rechten Hand in der Luft die „Anführungszeichen aus – als Erfolgskriterium Ihr Körpergewicht heranzieht, dann sind Sie doch damit sehr erfolgreich, oder? Ich nehme einmal an, dass Sie Angst vor Gewichtszunahme haben?"

Die Frau nickte zunächst, dann erzählte sie, dass sie in ihrer Jugend pummelig gewesen und dafür von ihren Mitschülerinnen gehänselt worden war. Mit 18, knapp nach Ende der Lehrzeit, hätte sie beschlossen, sich mit Hilfe von Diäten für die Männerwelt attraktiver zu machen. Ihr Plan schien zunächst auch aufgegangen zu sein, denn sie lernte zu der Zeit ihren ersten Mann kennen. Sie zogen rasch zusammen. Sie führte ihm den Haushalt, putzte, wusch und kochte für ihn. Leider war er ein begeisterter Esser. Es gab bei den Mahlzeiten öfter Streit, da er es nicht leiden konnte, ihr zuzusehen, wie sie lustlos in ihrem Diätessen herumstocherte, während er sich den Bauch vollschlug. Ungefähr zu dieser Zeit begann sie mit dem Erbrechen. Nun konnte sie so viel essen wie sie wollte, wenn sie danach erbrach. Problem gelöst, Beziehung gerettet. Sie musste lediglich dafür sorgen, dass er es nicht erfuhr, das Brechen also heimlich tun. Sie hasste sich dafür, und es bedeutete über all die Jahre hinweg enormen Stress, ihn gleich nach dem Essen abzulenken, sodass er es nicht mitbekam, wenn sie auf dem Klo verschwand. Urlaube waren ihr ein Graus, da waren sie nämlich Tag und Nacht zusammen. Sie musste deshalb öfter einen Streit vom Zaun brechen, Wut vortäuschen, um das Hotelzimmer verlassen zu können und ihren Magen an geeigneter Stelle zu entleeren.

Sie hatte es in all den Jahren geschafft, ihr Problem vor ihm zu verheimlichen. Das fühlte sich nicht gut an. Sie bekam Gewissensbisse. Immer wieder tauchte nach dem Erbrechen das Gefühl auf, dass sie ihn mit ihrem Geheimnis betrog. Dies machte sie zunehmends einsamer.

Er verstand sie in all den Jahren immer weniger und entfernte sich innerlich, beziehungsmäßig und auch räumlich immer mehr von ihr. Man ging mehr und mehr eigene Wege. Grundsätzlich litt sie darunter, aber manchmal war sie auch froh. So konnte sie wenigstens ungestört erbrechen.

Wollte sie mit dem Fressen und dem Brechen aufhören, so würde dies möglicherweise ihre Beziehung zu ihrem Mann verändern, gab Miltenson zu bedenken: Mehr Nähe sei dann wieder möglich. Dies galt es, bei ihrem Wunsch, mit dem Essen und Brechen aufzuhören, mit zu berücksichtigen. Eine Entscheidung für ein neues Essverhalten war somit auch eine Entscheidung über die zukünftige Qualität der Partnerschaft. Wollte sie wieder mehr Nähe zu ihrem Mann? Wollte sie ihn überhaupt noch? Wie stellte sie sich ein „Leben nach der Heimlichtuerei", wie der Therapeut es nannte, vor?

Fragen über Fragen. Die Frau wusste keine Antworten. Sie wusste lediglich, dass sie sich in den nächsten Tagen entscheiden musste, letztendlich entscheiden für ein neues Leben.

Nun ist es so, dass Menschen Angst vor Neuem, vor dem Unbekannten haben. Deswegen greifen sie auch so gern auf das Alte, Bekannte zurück, und sei es auch noch so problemhaft.

Der Therapeut konnte der Frau natürlich die Entscheidung nicht abnehmen, ja ihr nicht einmal die Entscheidung für eine Veränderung schmackhaft machen. Dies wäre zu offensichtlich gewesen und hätte die Frau innerlich auch nicht wirklich überzeugt. Er musste also taktisch vorgehen und dafür sorgen, dass die Grundlagen, auf denen ihre Entscheidungen bisher basierten und die dafür gesorgt hatten, dass sie sich für den Ablauf Fressen-Brechen entschieden hatte, ins Wanken gerieten.

Wenn die Eisscholle abbröckelt, hatte sein Großvater stets gemeint, springen Eisbären eben auf eine andere. Miltenson überlegte: Das Prinzip Fressen-Brechen war deswegen so erfolgreich, weil es die Steuerung des Körpergewichts erlaubte. So hatte sie Kontrolle darüber; oder zumindest die Illusion der Kontrolle.

‚Eigentlich witzig', dachte er, ‚die Frau kommt zu mir und schildert mir, dass sie unter ihrem Essverhalten leidet. Sie fühlt sich außerstande, etwas daran zu ändern. Sie beschreibt, dass „die Bulimie" täglich „über sie kommt", erlebt das Ganze in dieser Situation als totalen Kontrollverlust. Insgesamt aber erlaubt ihr dieser Mechanismus scheinbar, die Kontrolle über das Körpergewicht zu halten. Ein täglicher Pyrrhussieg, aber es funktioniert. Es funktioniert allerdings nur durch die Idee, dass somit Kontrolle ausgeübt werden kann. Erlebter Kontrollverlust im Moment, das ja, aber insgesamt die totale Kontrolle. Ich wette, die Frau hat keine Ahnung, was und wie viel sie essen könnte ohne zuzunehmen. Sie weiß nicht, wo die natürliche Grenze wäre.'

Es stimmte: Längst hatte die Frau die natürlichen Signale, die der Körper sendet, ausgeschaltet: Geschmack, der einem sagt, was man gerne isst, Hunger, der einem sagt wann man isst, Sättigungsgefühl, das einem sagt, wie viel man essen sollte, gab es schon lange nicht mehr. Lediglich ein Völlegefühl tauchte verlässlich nach dem täglichen Fressen auf und sagte ihr, dass sie schleunigst aufs WC gehen und sich entleeren sollte.

Miltenson seufzte innerlich. Das gab noch eine Menge Arbeit für später. Dies alles musste von der Frau wieder ‚gelernt', oder besser gesagt wieder entdeckt werden. So lange sie diese natürlichen Steuerungsmechanismen nicht hatte, so lange würde ihr jede Veränderung der Essgewohnheiten Angst machen. Jeder Versuch, ‚normal' zu essen, würde zum Scheitern verurteilt sein, aus Angst, insgesamt die Kontrolle über das Gewicht zu verlieren. Er musste also zunächst dafür sorgen, dass die Eisscholle, auf der die Frau stand, mehr und mehr abbröckelte. Erst dann bestünde die Chance, dass sie auf eine neue Scholle, sprich ein neues Essverhalten, springen würde. Er musste sich für eine Veränderung eine Kraft zunutze machen, die bisher jedwede Veränderung abblockte: ihre Angst vor Gewichtszunahme. Dieser Gedankengang klang logisch und verrückt zugleich; er dockte aber perfekt an die verrückte Logik der Frau an.

Also sprach Miltenson: „Kennen Sie zufällig „Cindy von Marzahn", diese dicke Komikerin aus dem Fernsehen, die immer rosarote Jogginganzüge anhat? Nein? Egal. Wissen Sie, was diese Frau einmal gesagt hat, warum sie so dick ist?"

Er ließ absichtlich eine kurze Pause, um die Spannung zu erhöhen und sich die volle Aufmerksamkeit der Frau zu sichern. „Ich will es Ihnen sagen, warum. Sie ist deswegen so dick, weil sie an ‚Alzheimerbulimie' leidet. Sie wissen nicht, was das ist? Das ist bulimisches Fressen, aber nach dem Fressen vergessen zu erbrechen. Das macht dann wirklich dick!"

Die Klientin konnte über den Witz nicht lachen. Zu sehr identifizierte sie sich mit der Gefahr.

Als Miltenson das merkte sprach er sie direkt darauf an: „Haben Sie jemals Angst gehabt, dass Sie auf das Brechen vergessen könnten? Nein? Immerhin sind Sie ja schon beim Essen in einem tranceartigen Zustand, wie Sie geschildert haben. Da ist man ja mit dem Kopf nicht bei der Sache, oder man wird abgelenkt, vielleicht vom Briefträger. Er klingelt, man öffnet, er drückt einem ein Päckchen in die Hand auf das man eigentlich gar nicht gewartet hat. Man ist verwirrt, geht ins Haus, um ein Trinkgeld zu holen. Der Briefträger geht, man betrachtet das Päckchen, öffnet es und ist ganz verwundert, was da drinnen ist. Und dabei vergisst man völlig auf das Brechen. Eine Katastrophe wäre das, nicht?"

Die Frau nickte. Dann erzählte sie, dass sie noch nie auf das Brechen vergessen habe. Lediglich wenn es sich verzögere, z.B. weil es dauerte bis sie sich unbemerkt aufs WC schleichen konnte, bemerke sie, wie sie hektisch und angespannt wurde, und die Angst in ihr hochstieg. Das Erbrechen selbst sei in solchen Phasen schwieriger, weil es dann nicht mehr automatisch gehen würde; sie müsse es erzwingen. Dies bedeute jedes Mal eine enorme Kraftanstrengung für sie. Die Angst, nicht mehr erbrechen zu können, würde dafür sorgen, dass sie am nächsten Tag noch viel mehr Essen in noch kürzerer Zeit in sich hineinschlingen würde, um sicherzustellen, dass ja alles mit dem Erbrechen klappt.

„Heißt das, so verrückt das klingt: Wenn wir daran arbeiten, dass Sie ein anderes Essverhalten entwickeln, dann müssen wir zuerst dafür sorgen, dass das Erbrechen sichergestellt wird und gut klappt? Dann bräuchten Sie nämlich aus Angst, nicht erbrechen zu können, nicht so viel essen?"

„Das klingt zwar verrückt, aber ... ja, das stimmt so!", antwortete die Frau verwirrt. „Ich müsste allerdings genau so viel essen dass ich gerade erbrechen kann. Denn zu wenig essen würde einen vollen Magen, und damit Dickwerden bedeuten."

„Ich verstehe", antwortete Miltenson, aber die Frau war sich nicht sicher wie er es meinte. „Und vor allem müssen wir dafür sorgen, dass alles, was sie essen, auch wieder den Magen verlässt. Denn es könnte ja sein, dass sich beim Erbrechen was verzögert, und der Magen hat schon mit dem Verdauen begonnen. Sie erbrechen und glauben, alles ist in Ordnung, aber in Wirklichkeit hat er sich schon seine Kalorien geholt oder er gibt nur einen Teil des Essens wieder zurück! Sie wiegen sich in Sicherheit, und in Wirklichkeit haben sie die Kontrolle darüber verloren ... Was dann?"

Die Frau sah betreten zu Boden, ehe sie gestand, dass dies eine ihrer größten Ängste seit Jahren sei. Die Ungewissheit, ob sie auch alles erbrochen hätte, was sie gegessen hatte, mache ihr immer mehr zu schaffen. Was sie in solchen Fällen dann tue? Sich aufs Rad schwingen und so lange fahren, bis sie das Gefühl habe, dass alle Kalorien wieder verbrannt seien.

‚Aha, Sport, sehr gut', dachte Miltenson, ‚sie hat schon eine Alternative zur Gewichtsregulierung ohne Essen-Brechen gefunden, aber sie wendet sie nur in Notfällen an. Sie könnte sich doch täglich vor oder nach dem Essen aufs Rad setzen, so einfach wäre das. Zur Zeit ist Essen-Brechen aber noch bequemer, und daher das Mittel der Wahl. Zum Kühlschrank und zum WC zu gehen ist einfacher als mit dem Rad 20 Kilometer zu fahren. Ich verstehe. Wir müssen also das Essen-Brechen anstrengender gestalten, damit Radfahren zur lustvolleren Alternative wird.' Und er wusste auch schon wie.

„Wir müssen zunächst einmal sicherstellen, dass das Brechen funktioniert, damit Sie am nächsten Tag nicht in einen Fressrausch kommen müssen, der den ganzen Kreislauf wieder antreibt. Sie sollten rausfinden, was und wie viel Sie essen müssen, dass Sie sicher erbrechen, sodass Sie die Kontrolle über das Ganze erlangen. Zu diesem Zweck gebe ich Ihnen einen Zettel mit, auf dem Sie ganz genau alle Speisen, die Sie essen, auflisten, auch die genaue Menge übrigens, und auch bei jeder Speise dazuschreiben, warum Sie glauben, dass diese Speise auch wieder erbrochen werden kann. Haben Sie die Aufgabe verstanden?"

Die Frau nickte. Miltenson beendete die Sitzung und vereinbarte einen neuen Termin.

Als die Frau das Hausboot verließ sah ihr der Therapeut noch lange durch das Fenster nach. Er konnte an ihrem Gang sehen, dass sie verwirrt war. Sie blieb immer wieder kurz stehen, und blickte nach links und rechts. Offensichtlich hatte sie vergessen, wo sie ihr Auto geparkt hatte.

Miltenson hätte viel Geld dafür gegeben, hätte er die Frau am nächsten Tag beim Mittagessen beobachten können. Er wusste, was passieren würde, da er, als er vor einigen Jahren an einem Raucherentwöhnungsprogramm teilgenommen hatte, in einer ähnlichen Situation gewesen war: Auch er hatte die Aufgabe bekommen, zunächst einmal nicht zu probieren, mit dem Rauchen schlagartig aufzuhören, sondern sämtliche Zigaretten, die er rauchte, mit Angabe von Datum, Ort und Uhrzeit zu notieren, und auf den Zettel zu begründen, warum er diese Zigaretten rauchen würde. Er hatte dabei die Erfahrung gemacht, dass seine Standardbegründung, rauchen entspanne ihn, in diesem Moment gar nicht stimmte. Rauchen, nachzudenken und Zettel auszufüllen war gar nicht entspannend. Als er bemerkte, dass er gar keinen ausreichenden Grund für sein momentanes Rauchen angeben konnte hatte er die Zigarette ausgedrückt und sich spontan dafür entschieden, mit dem Rauchen aufzuhören … Der Stress hatte ihm seine liebste Gewohnheit vermiest. Er nahm an, die Klientin würde eine ähnliche Erfahrung machen. Essen, überlegen und schreiben würde nicht nur den jahrelang eingeübten spontanen Ablauf stören, es würde zeitaufwändig sein und die Lust am Essen hemmen.

Die Frau bemühte sich redlich, aber der ungewohnte Essensablauf machte ihr schwer zu schaffen. Lustlos war sie zum Kühlschrank gegangen, und hatte lange überlegt, welche Speisen sie heute zu sich nehmen wollte. Bisher hatte sie wahllos alles, was ihr in die Hände fiel, in sich hineingestopft. Heute aber, heute musste sie diesbezüglich Entscheidungen treffen. Und das war gar nicht so leicht, wie sie gedacht hatte. Schließlich beschloss sie, das Fressen mit einem Joghurt zu beginnen. Was leicht runterrutschte würde sicherlich auch leicht wieder raufkommen, so ihr Gedankengang.

Sie schloss die Kühlschranktür, ging mit dem Joghurt in der Hand zum Küchentisch, setzte sich auf einen der Sessel und betrachtete den Zettel, der vor ihr lag. Sie trug Datum, Uhrzeit und ‚Joghurt' in die Liste ein. Dann überlegte sie: Was sollte sie in die Rubrik ‚wie viel?' schreiben? War damit das Essen *insgesamt* gemeint, und wäre dies mit der bloßen Auflistung der Speisen erreicht, oder hatte der Therapeut damit gemeint, wie viel *von den einzelnen Speisen* sie zu sich nahm? Es schien ihr nicht ganz klar zu sein. Sie hatte offenbar erneut eine Entscheidung zu treffen. Scheinbar konnte sie auch wählen, ob sie nur eine Speise essen wolle, beispielsweise zehn Becher Joghurt, oder ob sie Speisen variieren sollte.

Sie überlegte. Sie überlegte.

Je mehr sie nachdachte, desto mehr schweiften ihre Gedanken ab … Joghurt, … zehn Joghurt, … Mittagessen, … gemeinsames Mittagessen mit ihrem Mann … Sie begann, sich vorzustellen, was ihr Mann dazu sagen würde, wenn sie gemeinsam am Mittagstisch säßen und sie nacheinander zehn Becher Joghurt essen würde. Sie war sich sicher: Seine Reaktion würde sein, dass er sich über ihr Essverhalten aufregen würde. Wie immer. Er würde versuchen, ihr ein schlechtes Gewissen zu machen, sie solle sich doch – bitteschön – an ihm ein Beispiel nehmen und doch endlich „normal" essen. Aber: Wäre das, was für ihn „normal" ist, auch für sie normal? Was war schon „normal"? Sie wusste es nicht; sie hatte es über all die Jahre weg vergessen. Eines wusste sie ganz bestimmt: Er aß riesige Mengen, vor allem Fleisch. So viel konnte und wollte sie nie in ihrem Leben essen. ‚Blödsinn', schoss es ihr plötzlich durch den Kopf, ‚ich kann sogar wesentlich mehr, bunt durcheinander Gewürfeltes, essen, nur erbreche ich es dann halt. Ich beweise das doch schon seit Jahren. Beweise ich ihm damit nur, dass ich mehr essen kann als er?' War das nicht kindisch? Und vor allem: Er bekam von dem Beweis ja gar nichts mit. Wenn sie gemeinsam aßen, dann bemühte sie sich ja stets, ‚normal' zu essen – damit er keinen Anlass zur Kritik hatte; wenn er dann aber aufgestanden und ins Wohnzimmer gegangen war, dann begann sie stets, heimlich weiter zu essen. Sie konnte nichts dagegen tun, es war wie ein Fressrausch. Totaler Kontrollverlust. Aber er konnte sicherlich auch nichts dagegen tun. Völlige Ohnmacht seinerseits. War das Ganze ein Machtkampf zwischen ihr und ihrem Mann? War das nicht blöd? Schließlich gab es bei diesem Spiel doch nur Verlierer: der Mann, der glaubte, seine Frau esse ‚normal' (also das was er für sie für gut befand), seine Frau, die heimlich fraß und ihm so bewies, dass er doch keine Macht über sie besaß, aber da sie es heimlich machte, es ihm niemals beweisen konnte. Ein Sieg also, den keiner mitbekam und wo die Siegerin von der „Bulimie" geschlagen wurde? War dies nicht unglaublich blöd?

Sie war aufgestanden, erneut zum Kühlschrank gegangen und betrachtete nun die Speisen, die zur Auswahl standen: hauptsächlich Gemüse, aber auch Eier, Marmeladen, Wurst sowie Kuchenreste vom Vortag.

Sie entschied sich schließlich für eine Gurke, die sie zuerst wusch, dann in Scheiben schnitt, und – der Zettel! – mit Essig und Öl marinierte, damit sie besser runter- und wieder raufrutschen würde. Sie trug in die Liste ‚eine Gurke, normale Größe' ein, und in der Rubrik „Warum glaube ich, kann diese Speise erbrochen werden?" schrieb sie: „besteht hauptsächlich aus Wasser; gutes Gleitmittel", ehe sie wieder in Gedanken versank.

Eigentlich bestimmte ihr Mann über den Großteil ihres Lebens: was sie am Wochenende machten, mit welchen Freunden sie sich trafen, wohin sie auf Urlaub fuhren, wie die Gartengestaltung aussah, wann sie Sex hatten, was und wie viel sie aß. Sie wollte fair sein: Sie ließ dies auch alles zu. Warum nur? Was sollte das alles für einen Sinn haben? Um des lieben Friedens willen? Frieden für wen? Gab es Frieden? Hatte ihr Mann Frieden? Hatte sie Frieden? War sie glücklich? Wohin hatte sich ihre Beziehung in den letzten Jahren nur entwickelt? Und warum hatte sie dies bloß zugelassen? Wofür sollte dies alles gut sein?

Sie überlegte kurz, ob sie diese Art der Beziehungsgestaltung auch in Zukunft so weiterführen wollte. Als ihr ein kalter Schauer über den Rücken lief legte sie intuitiv die Gabel beiseite, stand auf und trug die halbleere Schüssel zur Abwasch. Ihr war nach Bewegung zu Mute, genauer gesagt nach Laufen. Wie lange hatte sie das schon nicht getan? Laufen, spontan Dinge zu tun, nach denen ihr gerade war. In dem Moment merkte sie, wie schlechtes Gewissen in ihr aufkam, so wie täglich kurz nach dem Fressen-Erbrechen. Doch diesmal verhielt sie sich anders. Diesmal wollte sie sich nicht wieder zurückhalten, etwas zu tun, was ihr scheinbar wichtig war. Diesmal wollte sie sich nicht wieder in den goldenen Käfig zurückbegeben, freiwillig, und sich quasi selbst wieder einsperren. Diesmal wollte sie das tun, wonach ihr gerade war: laufen! Dem selbstauferlegten Zwang, immer funktionieren zu müssen einfach davonlaufen …

Als sie im Trainingsanzug in der Diele stand, auf einem Bein, und sich den rechten Turnschuh zuband, fiel ihr Blick noch einmal kurz auf den Küchentisch. Der Zettel! Sie seufzte auf, dachte an Miltenson und die Aufgabe, herauszufinden, was und wie viel sie essen konnte, um gerade noch zu erbrechen.

‚Verdammt', dachte sie noch, „es funktioniert nicht!", ehe sie durch die Haustür ins Freie sprang und ihrem Essproblem davonlief.

Miltenson lag auf seinem Hausboot in seiner Hängematte. Er hatte vor kurzem an die Frau gedacht und an die Aufgabe, die er ihr gestellt hatte. Vermutlich saß sie gerade zu Hause und quälte sich mit der Beantwortung der Fragen.

Mehr aus Jux denn aus Solidarität hatte er beschlossen, in einem weiteren Selbstversuch das Prinzip der Aufgabe an sich selbst anzuwenden. In der linken Hand Zigaretten und Feuerzeug, in der rechten einen Kugelschreiber, ein Blatt Papier mit den Kategorien „Datum", „Uhrzeit", „Ort", „Warum" auf seinem Bauch liegen. Mir großer Zufriedenheit stellte er fest, dass er keinen Grund finden konnte, warum er sich jetzt eine Zigarette anzünden sollte. Es funktionierte also immer noch.

Er wollte ganz sicher sein und hatte schließlich die Idee, die Brauchbarkeit dieses Prinzips durch einen „Negativtest" zu überprüfen: Wenn die Aufgabe etwas taugte, dann müssten ihm bei der negativen Formulierung der Spalte, also bei „Warum nicht", tausende Gründe einfallen.

Fasziniert von seinen eigenen Gedankengängen bemühte er sich, Antworten darauf zu finden, warum er jetzt *nicht* rauchen solle. Doch wie er sich dabei auch anstrengte, er fand keine!

Er steckte sich eine Zigarette an, dachte noch kurz: ‚Verdammt, es funktioniert auch in der anderen Richtung', nahm einen tiefen Lungenzug, hustete, ehe er beschloss, dieses Geheimnis für immer für sich zu behalten.

Wie kann ich einen Eisbären ... integrieren?

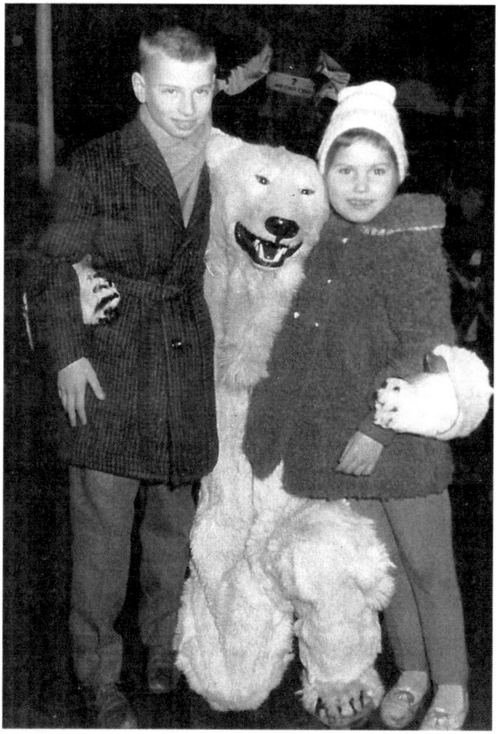

Eisbärstrategie 3: „Oder sie schleichen sich in Wassergräben an, die sich im Packeis bilden. Wenn die weißen Jäger flach auf dem Bauch liegend ‚heranrobben', sind sie in den Eisrinnen nahezu unsichtbar."

„Es ist wegen den Ratten, müssen Sie wissen", sagte der alte Mann, und hob dabei sein Gesicht.

Miltenson schien irritiert, aber augenscheinlich nicht wegen des Dativfehlers. Er blickte fasziniert auf den kleinen dreifärbig gefleckten Hund, der wie wild durch das kleine Hausbootzimmer rannte, überall schnupperte, bellte, und scheinbar alles gleichzeitig in Erfahrung bringen wollte. Sein Schwanz ging dabei unaufhörlich hin und her und schlug im Halbsekundentakt an Tische, Sessel und Kommoden an. „Bei Hunden nennt man das Jack-Russel-Terrier, bei Kindern ADHS" dachte der Therapeut noch, ehe er sich wieder seinem Gegenüber zuwandte: „Sie sagten, sie haben also ein Rattenproblem? Interessant!"

Der alte Mann schüttelte energisch den Kopf: „Nein, ich nicht; *SIE* haben eins. Meine Nachbarn. Sie verstehen?"

Miltensons war scheinbar abgelenkt. Dem alten Mann war nicht entgangen, dass sein Gegenüber die ganze Zeit fasziniert den Hund beobachtet hatte während er gesprochen hatte. Miltenson schien multitaskingfähig zu sein, aber der Mann war offensichtlich davon keineswegs beeindruckt.

„Felix, hörst du jetzt endlich auf zu bellen? Komm zu mir!"

Der Hund schien taub zu sein, jedenfalls zeigte er keinerlei Reaktion auf die Worte.

„Sie müssen schon entschuldigen, er ist noch so jung, fast noch ein Welpe."

Miltenson nickte und bat den Mann, mehr darüber zu erzählen, was ihn zu ihm geführt hatte.

„Ich sagte doch schon: Ich komme wegen der Ratten. Damit meine ich aber nicht meine Nachbarn." Er lachte kurz auf. „Ratten, müssen Sie wissen, sind nämlich – im Unterschied zu Menschen – soziale Wesen!"

„Und Ihre Nachbarn sind demnach keine sozialen Wesen, wenn ich Sie richtig verstehe?" Miltenson wollte endlich Klarheit schaffen und versuchte, durch Nachfragen zu ergründen, welches Problem der Mann hatte.

„Ach die, hören Sie mir doch auf mit denen!" Der alte Mann machte mit seiner rechten Hand eine abfällige Bewegung, „das sind doch alles lauter Egoisten. Die haben doch keine Ahnung vom Leben! Was meinst Du, Felix?"

Der Hund bellte weiterhin, schien durch die Aufmerksamkeit der Männer in seinem Verhalten auch noch bestärkt.

Miltenson schmunzelte, der alte Mann lachte. „Hunde sind doch die besseren Menschen, was meinst Du, Felix?"

Er begann, in seiner Jackentasche herumzukramen und zog nach einer Zeit des Suchens umständlich ein Leckerli hervor. „Schau, Felix, für dich!"

Der Hund hatte schon auf das Geräusch, das der Mann bei seinen Bemühungen, das Leckerli aus der Tasche zu ziehen machte, reagiert und war zu ihm gelaufen. Nun saß er direkt vor dem Alten und berührte mit seinen Vorderpfoten dessen Schuhspitzen. Er legte seinen Kopf leicht zur Seite und sah ihn an. Scheinbar dauerte ihm die Prozedur zu lange, denn mit einem Mal sprang er auf, schob im Rückwärtsgang zurück und begann wieder wie wild zu bellen. Er forderte sein Herrchen auf, ihm das Leckerli doch endlich zuzuwerfen.

Miltenson blickte verstohlen auf die alte Küchenuhr. Heute würde die Sitzung wohl länger dauern und zäh werden. Er musste sich dem Tempo des Mannes anpassen, ihn einfach erzählen lassen, und durfte ihn nicht unterbrechen. Nur ab und zu würde er ihn mit gezielten Fragen wieder in die richtige Richtung lenken, dann, wenn der Mann mit seinem enormen Redebedürfnis zu sehr in die Vergangenheit abschweifen und dort verweilen würde. Er bat den Mann, etwas von sich zu erzählen, lehnte sich in seinem Stuhl zurück und lauschte interessiert den Geschichten aus längst versunkenen Zeiten.

Seine Eltern waren „Häuslleut'" gewesen, einfache, rechtschaffene Menschen, die „ihr Lebtag lang nur gearbeitet" hatten. Zu Wohlstand brachten sie es jedoch nie. Zu sehr waren sie vom Schicksal benachteiligt, Vater: Kriegsinvalide, der sich sein Zubrot als Flickschuster verdiente, Mutter Hausfrau. Keine Geschwister, dazu hatte es materiell einfach nicht gereicht. Man hätte nicht mehr als ein Kind ernähren können. Als Mutter starb, war er 10 Jahre alt gewesen. Er war stundenlang an ihrem Bett gestanden und hatte sie angeschaut. Vater hatte lange zugewartet, den Doktor zu rufen, da er sich ihn nicht leisten konnte. Als das Fieber so hoch wurde, dass sie glühte wie die Scheiter im Kohleofen, hatte Vater ihm aufgetragen, in die Stadt zu laufen und den Arzt zu holen. Er war die sieben Kilometer querfeldein über Felder gerannt, wie in Trance, war immer wieder gestolpert, hatte sich seine Knie aufgeschunden und seine einzige Hose ruiniert. Er hatte Angst gehabt, dass Mutter ihn schimpfen würde, aber er war weitergerannt. Der Arzt war gerade beim Mittagessen gewesen und hatte seelenruhig fertiggegessen. Er sei neben ihm gestanden und habe ihm dabei zugeschaut. Mit einem VW-Käfer hätte man den Rückweg angetreten. Er habe vorn sitzen dürfen. Es war das erste Mal, dass er mit einem Auto mitgefahren war.

Der Arzt hatte für seine Untersuchung keine fünf Minuten gebraucht. Er war mit seinem Vater inzwischen in der Küche gesessen und hatte die Zeiger der Küchenuhr angestarrt. Dann sei der Doktor aus dem Schlafzimmer gekommen, sei zum Vater gegangen, hätte ihm etwas ins Ohr geflüstert und den Kopf geschüttelt. Er hatte Vater daraufhin zum ersten Mal weinen sehen. Der Arzt hatte als Honorar das einzige Schwein der Familie bekommen.

Nach dem Tod der Mutter war Vater langsam verfallen. Die Lunge. Kriegsandenken. Vater sei wegen der Begräbniskosten zum Bürgermeister gegangen und hatte sich Geld ausgeborgt. Es war trotzdem nur ein Armenbegräbnis geworden.

Vater konnte die Schulden nicht zurückzahlen, deshalb verkaufte er die Äcker rund um das Haus an die

Gemeinde, einen nach dem anderen. Zunächst die am weitest entfernten, zum Schluss die rund um das Haus liegenden.

Grund war damals nichts wert, landwirtschaftlicher Nutzgrund. Erst als der Bürgermeister in einer Gemeinderatssitzung Jahre später den Grund zum Bauland umwidmen ließ flossen die Schillinge - in die Kassa der Gemeinde.

Sie selbst hatten nichts mehr davon.

Als Vater starb war er ein armer Mann. Er selbst war nichts außer 15 Jahre. Lehre bei der ÖBB, Heirat mit 18, Ehe kinderlos. Witwer mit 32. Typhus.

Eines Tages waren sie gekommen,zunächst noch weit entfernt am Horizont. Sie hätten zu roden begonnen, und Bagger und Planierraupen hätten angefangen die Erde aufzureißen. Die ersten Hochhäuser waren quasi über Nacht emporgewachsen, wie die Schwammerl aus seinen Kindheitstagen, die nach langen Regenperioden aus dem Boden schossen und die er dann mit seinem Vater gesammelt hatte. Dann hatte es immer eine Woche lang Schwammerlgerichte gegeben, von Mutter liebevoll zubereitet.

Aber: Sozialen Wohnbau konnte man nicht essen, daher konnte er von Anfang an damit nichts anfangen. Er beobachtete das Treiben nur besorgt aus weiter Ferne.

Die Hochhäuser schossen nun aus dem Erdboden wie Unkraut; die Gemeindekassa blühte auf. Er wollte den Unfug stoppen und ging zum Bürgermeister. Aber er war chancenlos. Er war nur ein Wähler, die im

Gemeindebau 50. Daher: weiterhin Wähler- und Geldvermehrung.

Sie kamen immer näher, wie damals die Gewitterwolken, als er ein Kind war.

Er hatte oft, außer Rufweite zum Haus, in der Wiese gelegen und den Himmel betrachtet und sich vorgestellt, wie er auf einer Wolke saß und mit ihnen in ferne Länder zog. Manchmal kamen schwarze von Westen, und er wusste, dass sie Unheil bringen würden. Dann war er aufgesprungen und war so schnell er konnte nach Hause gelaufen.

Manchmal waren der Regen, der Hagel und die Blitze schneller gewesen und er war völlig durchnässt und verängstigt zu Hause angelangt. Mutter hatte dann mit ihm geschimpft, aber liebevoll, ihn ausgezogen und abgetrocknet damit er sich nicht erkälte, den Ofen eingeheizt, Wasser aufgestellt und ihn dann in die Badewanne gesetzt. In diesen Momenten war er glücklich.

Dann waren die Hochhäuser die Wolken. Aber sie gingen nicht wieder weg. Sie blieben. Nur langsam merkte er, was dies mit ihm machte: Er hatte Angst. Mutter war ja auch nicht mehr da.

Dann kamen die Einfamilienhäuser. Sie erinnerten ihn an einen Sommer, als Heuschreckenschwärme über das Land gefallen waren und die Ernte vernichtet hatten. Das Wehklagen unter den Bauern war groß gewesen. Man hatte ihnen Ausfallszahlungen gezahlt, und im nächsten Jahr war schon wieder alles anders gewesen.

Sein Klagen hörte jedoch niemand. Sie waren nun so nahe gekommen, dass sie ihn einkreisten. Er hatte sich daraufhin entschlossen, einen Zaun zu errichten. Doch die Sonne nahmen sie ihm trotzdem. Er lehnte jeden Kontakt mit ihnen ab.

Eines Tages hatte ein Vertreter an seiner Tür geklingelt und wollte ihm eine Luftaufnahme von seinem Heimatort verkaufen. Als er sein Haus inmitten der Einfamilienhäuser sah, in der Ferne die Gemeindebauten, hatte er sich umzingelt gefühlt und den Vertreter hinausgeschmissen. Fortan lebte er noch zurückgezogener.

Er hatte Fotos in die Therapie mitgebracht und überreichte sie nun Miltenson. „Sie müssen sie aufeinanderlegen, mit der einen Hand halten und mit der anderen schnell am Rand anstupsen, wie bei einem Daumenkino. Dann sehen Sie, was ich meine."

Miltenson nahm den Stapel Fotos, und machte Daumenkino. Am ersten Foto: der Ausblick vom Haus auf die Felder der 50er Jahre. Dann: erstes Foto: erster Wohnbau in der Ferne. Zweites Foto: noch ein zusätzlicher Bau usw.

Es waren ca. 20 Fotos, alle von der gleichen Stelle aufgenommen. Wenn man Daumenkino spielte, dann erlebte man in wenigen Sekunden ein bedrohliches Szenario: Häuser kamen auf einen zu, Landschaft verschwand.

Als Miltenson Daumenkino spielte wich er intuitiv vor den Fotos zurück. Zu bedrohlich wirkte das Szenario.

Der alte Mann registrierte dies. Es schien ihm zu gefallen.

Miltenson sagte: „Ich verstehe was Sie meinen, aber was hat das mit Ratten zu tun?"

Der alte Mann seufzte: „Ich lebe halt anders als meine Nachbarn, mehr naturbezogen. Die nennen das „verwahrlost". Aber die haben keine Ahnung. Ich mähe halt nicht jeden Samstag den Rasen wie die. Mein Rasen ist deswegen auch nicht klinisch tot, wie der Rasen von ihnen. Bei mir wachsen Blumen zwischen den Gräsern. Sie stoßen sich auch an der alten Werkstatt meines Vaters und nennen sie „Rattenhaus". Dabei sind die Ratten bei uns doch nur da, weil jeder von ihnen einen Swimmingpool hat und Ratten doch Wasser lieben. Außerdem schmeißen die doch so viele Essensreste auf den Komposthaufen, und das lockt Ratten eben an. Wegwerfgesellschaft eben, gell, Felix?"

Felix bellte, aber das tat er doch immer. Der alte Mann sah dies scheinbar als Bestätigung und fuhr fort: „Wegen der Ratten habe ich mir doch den Felix angeschafft. Wissen Sie: Jack-Russel-Terrier sind exzellente Rattenjäger. Manchmal erwischt er bis zu zehn dieser Viecher an einem Tag!"

Er sah auf den Hund wie ein Vater, der das Maturazeugnis seines Sohnes stolz in den Händen hielt.

„Aber das ist denen nicht genug. Die stört jetzt auf einmal das Bellen von meinem Felix. Dabei ist er doch nur freundlich, und begrüßt halt einen jeden, der am Zaun vorbeigeht, wie zum Beispiel unseren Briefträger. Den liebt er ganz besonders. So ein Blödsinn, Felix, gell?"

Felix bellte wieder (oder noch immer). Der alte Mann lächelte.

„Sie wollen mich entmündigen und in ein Altersheim abschieben, und Felix soll ins Tierheim nach St.Pölten. Aber das werde ich nicht zulassen. Niemals, gell?"

Felix bellte.

„Heißt das, ich soll Ihnen helfen, dass Felix aufhört zu bellen?" Miltenson sah den alten Mann fragend an.

„Ja, ich dachte mir, Sie können mir sicherlich helfen. Sie verstehen sicher mein Problem. Wenn Felix aufhört zu bellen kann ich in meinem Haus bleiben."

Miltenson schien ratlos, was ein eher seltener Zustand bei ihm war. Er begann sich klein zu machen: „Aber ich bin Psychotherapeut und arbeite mit Menschen, nicht mit Tieren!"

„Wenn Sie mir nicht helfen wollen, dann sagen Sie es doch einfach. Dann gehe ich. Komm Felix!" Felix folgte nicht. Gott sei Dank, so musste der Mann sitzenbleiben.

Miltenson beruhigte: „Nun warten Sie doch mal ab! Wie kann ich Ihnen denn helfen? Sollten Sie nicht besser mit Felix in eine Hundeschule gehen?"

Da machte der alte Mann wieder eine verächtliche Handbewegung: „Hören Sie mir doch auf mit „Hundeschule". Mein Hund braucht doch niemanden, der ihn domestiziert. Er soll doch nur aufhören zu bellen, wenn er im Garten ist."

„Aber dann lassen Sie ihn doch nicht in den Garten, wenn er dort nur bellt und die Nachbarn sich aufregen!"

Jetzt sah der alte Mann Miltenson fast mitleidig an und sagte: „Herr Doktor, und was ist mit den Ratten? Wie soll er dann Ratten fangen, ha?"

Miltenson versuchte es mit Kapitulation: „Sie haben recht. So geht das nicht. Wir müssen uns da etwas anderes überlegen."

Jetzt nickte der alte Mann zustimmend.

Miltenson verschränkte die Arme hinter seinem Kopf und dachte nach. Plötzlich schob er seinen Oberkörper nach vor, beugte sich zu dem Mann und flüsterte: „Ich sag Ihnen was: Wir müssen sie mit den eigenen Waffen schlagen, den Waffen des Fortschritts." Und triumphierend: „Was sagen Sie dazu?"

Der alte Mann hatte seinen Oberkörper in Richtung Miltenson bewegt und flüsterte: „Ich verstehe nicht ganz, Herr Doktor."

Miltenson tat auf siegessicher: „Wir müssen mehr darüber erfahren, wie DIE das Problem lösen würden. DIE haben doch sicher auch Hunde, die bellen. Aber keiner von Ihnen muss ins Altersheim. Ich frage mich: Wie machen DIE das? Wie kriegen DIE das hin? Sie verstehen?"

Der alte Mann nickte: „Wir müssen IHR Geheimnis lüften, Sie haben recht!"

Miltenson dozierte weiter: „Sie müssen Informationen haben, die wir noch nicht haben. Ihre Aufgabe wird sein, dem Geheimnis auf die Spur zu kommen, wie DIE das anstellen, dass IHRE Hunde nicht bellen. Sie müssen es geschickt angehen und dabei vorsichtig sein, sich ihnen Schritt für Schritt annähern, wie ein Anthropologe, der Kontakt zu einem wilden Stamm aufnimmt. Freundlich, aber zurückhaltend. Und sie dürfen natürlich niemandem von ihrem Vorhaben erzählen, ist das klar?"

Der alte Mann nickte zustimmend. Was der Therapeut vorgeschlagen hatte klang logisch. Trotzdem schien es ihn zu verwirren. Wie sollte er dieses Vorhaben nur umsetzen? Kontaktaufnahme mit *denen*?

Felix bellte wieder. Da kam dem Mann so eine Idee …

Zuhause angekommen war sein erster Weg in die alte Werkstatt. Als er die Tür aufriss merkte er, wie sich vor seinen Füßen etwas bewegte und nach allen Seiten auseinanderstob. Ratten! Aber dafür hatte er im Moment keinen Kopf. Er machte Licht und war zunächst irritiert von dem Chaos, das ihm entgegenschlug. Es dauerte ein paar Sekunden, bis er sich Überblick verschafft hatte. Die alte Werkbank war von Gerümpel und Staub zugedeckt und nur ihren Umrissen nach zu erkennen. Es gelang ihm, sich über unzählige kaputte Elektrogeräte einen Weg bis zu ihr hin zu bahnen und unter großer Kraftanstrengung die oberste Lade zu öffnen. Er nahm eine Rolle Spagat heraus, schloss die Lade wieder und machte sich auf den Rückweg. Felix war in der Zwischenzeit in die Werkstatt hereingekommen und lebte unter großem Gebell gerade wieder einmal seinen Jagdtrieb aus. Der alte Mann hatte große Mühe, Felix wieder aus der Hütte zu locken. Mit Hilfe einiger Leckerlis und nachdem seine Rufe immer verärgerter geworden waren gelang es ihm schließlich.

Er kniete sich vor Felix hin, legte den Spagat in die Wiese, griff mit seiner rechten Hand in die Hosentasche und zog schließlich ein Taschenmesser heraus. Dann schnitt er damit zwei unterschiedlich lange Stücke ab, formte eines zu einer Schlinge, streifte es dem Hund über den Kopf, und knotete das andere, längere daran fest. „Komm, Felix, heute machen wir etwas ganz Neues, heute gehen wir Gassi!".

Er erhob sich, nahm das Ende der Leine in die Hand, und ging mit dem Hund in Richtung Gartentor. Auf der Straße angelangt, begann Felix wie wild zu ziehen, und der alte Mann hatte große Mühe, stark rückwärts gelehnt den Hund in Zaum zu halten. Es war ein skurriles Bild, und glich dem Verhalten von Kitesurfern, die sich, von Fallschirmen gezogen, vom Wind ziehen ließen. Felix war der Schirm, der alte Mann der unfreiwillige Surfer, dem es allerdings nicht gelang, die Richtung zu bestimmen, und der so vom Hund wahllos durch die Gegend gezogen wurde.

Felix lief auf alles zu was sich bewegte, so wie es eben seine Natur war. Vorbeifahrende Autos machten ihm scheinbar Angst, da er sie zuerst im Rückwärtsgang anbellte, ehe er ihnen nachjagte. Der Mann konnte jedesmal nur mit Mühe einen Sturz vermeiden.

Und scheinbar liebte Felix Menschen, denn egal, wer den beiden entgegenkam, Felix zog an der Leine dorthin, führte dabei Freudentänze auf, wedelte mit seinem Schwanz; und wen er scheinbar ganz besonders mochte, dem sprang er hinauf.

Der alte Mann konnte es nicht verhindern und entschuldigte sich jedesmal für das ungestüme Benehmen seines Hundes. Dann schimpfte er mit Felix. Doch zu seinem Erstaunen zeigte dies bei Felix so gut wie keine Wirkung, und bei den Angesprungenen löste dies stets die selbe, unerwartete Reaktion aus: „So lassen Sie ihn doch, das macht ja gar nichts. Bist du aber ein freundlicher Hund! Ja wie heißt du denn?"

„Felix. Er heißt Felix und ist ein Jack Russel Terrier." „Ach wie niedlich. Wohnen Sie auch in der Gegend? Ich hab sie noch nie hier gesehen." „Ja." „Ach wie toll, dann werden wir uns ja künftig öfters sehen, Felix, gell? Und wenn ich weiß, dass wir uns treffen, dann nehme ich mir beim nächsten Mal extra ein Leckerli für dich mit. Versprochen!" „Das ist nicht notwendig!" „Doch, doch! Wo er doch so ein lieber Hund ist! Gell Felix!" Schwanzwedeln.

Die Freundlichkeit der Nachbarn irritierte den alten Mann und schien seine ablehnende Haltung ihnen gegenüber jedesmal wieder ein Stückchen zum Schmelzen zu bringen. Möglicherweise hatte er sich in ihnen getäuscht; möglicherweise war das ganze aber auch nur ein Trick, um ihn einzulullen. Er beschloss, in Zukunft noch vorsichtiger ihnen gegenüber zu sein. Er war schließlich Forscher, sie die Beforschten. Er war in einer bestimmten Mission tätig und durfte sich mit ihnen nur so weit einlassen, als es die Beantwortung der Frage notwendig machte.

Man traf sich nun öfter zufällig auf der Straße; bald kannte man einander mit Namen, winkte einander zu, erzählte Persönliches.

Je vertrauter man wurde, desto schwerer fiel es dem Mann, emotionalen Abstand zu ihnen zu halten. Besonders zu einer Dame seines Alters, Eva, fühlte er sich von Treffen zu Treffen – nicht nur von Felix - im wahrsten Sinne des Wortes mehr „hingezogen". Man verstand einander blendend, tauschte Jugenderinnerungen aus, und sprach überhaupt sehr viel von der „guten alten Zeit". Der Mann entdeckte schließlich, dass die „neue Zeit" auch keine schlechte war, zumindest an den Tagen, an denen er sich mit Eva traf. Und so trafen sie einander regelmäßig, zu gemeinsamen Spaziergängen mit Felix, oder zu gemeinsamen Fernsehabenden in Evas Wohnung. Sie wohnte ganz in der Nähe, in einem „Seniorenwohnheim" mit betreutem Wohnen. Felix wurde schnell zum Liebling aller. Obwohl Haustiere dort eigentlich verboten waren – bei Felix wurde eine Ausnahme gemacht. Schließlich war er ja kein gewöhnlicher Hund, sondern bald war er „unser aller Felix", mit therapeutischem Effekt. Lediglich sein Bellen störte, und man bat den Mann, im Sinne der Sache doch etwas zu unternehmen.

Eva konnte ihm dabei nicht helfen, denn sie hatte selbst keine Erfahrung mit Hunden. Auf ihren Rat, er solle sich mit seinem Problem doch an eine Hundeschule wenden, erwiderte er, dass er sich die Sache „ihr zuliebe" überlegen wolle.

Der alte Mann hatte kaum auf dem Stuhl in Miltensons Hausbootpraxis Platz genommen, als es auch schon aus ihm heraussprudelte: „Herr Doktor, ich hab die Lösung gefunden. Es hat sich viel geändert!"

Miltenson lehnte sich entspannt zurück und lauschte den Ausführungen seines Klienten.

„Also, wo soll ich anfangen? Ich habe getan, wozu Sie mir geraten haben, habe Kontakt mit meinen Nachbarn aufgenommen und dabei festgestellt, dass die gar nicht so unsympathisch sind, wie ich ursprünglich dachte. Besonders eine Dame hat es mir dabei angetan, Eva. Sie konnte mir direkt nicht helfen, da sie sich mit Hunden nicht wirklich auskennt, und doch verdanke ich ihr viel. Aber jetzt einmal der Reihe nach: Ich habe mich mit Eva angefreundet, Schritt für Schritt. Sie ist mir in der Zwischenzeit richtig ans Herz gewachsen, und ich ihr auch, glaube ich. Wir haben begonnen, viel zu unternehmen, je nach dem Wetter halt, haben lange Spaziergänge mit Felix gemacht, waren schon öfters gemeinsam beim Mostheurigen usw. Und seit Wochen schon komme ich abends zu ihr und wir fernsehen gemeinsam. Eines Abends sind wir dabei durch Zufall auf einem dieser Heimshopping-Kanäle gelandet. Und da habe ich es dann gesehen, das Halsband, das versprach, alle meine Probleme zu lösen: „'Bell-Ex', und das Bellen hat ein Ende!". Es hat fast 100 Euro gekostet mit dem Porto, aber ich hab's gekauft. In der Werbung haben sie gesagt, dass das Band auf Bellen reagiert und bei jedem Beller einen Zitronenduft ausstößt, der den Hund so irritiert, dass er mit dem Bellen aufhört."

Miltenson war ungeduldig: „Und? Hat das Band Ihr Problem gelöst?"

Der alte Mann lächelte: „Zunächst schon. Es war wie ein Zauber: Felix war im Garten, der Briefträger kam, er bellte wie immer zur Begrüßung, das Band sprühte, er war irritiert und hörte auf zu bellen. Das war gut so. Am nächsten Tag das selbe Procedere. Felix hat aufgehört, den Briefträger anzubellen. Wenn er den Briefträger sah, kam er - wohl wissend was ihn erwarten würde - ins Haus zurück - ohne zu bellen!"

„Das ist doch gut so, oder?", erwiderte Miltenson fragend.

„Nicht ganz", antwortete der Mann, Felix war in den darauf folgenden Tagen wie ausgewechselt; er bellte so gut wie nie, aber er war stark verändert in seinem Verhalten."

„Wie darf ich das verstehen?", fragte der Therapeut.

„Ach, ich habe einige Tage gebraucht bis ich verstand was da passierte. Wie gesagt: Er hatte aufgehört, den Briefträger anzubellen, aber er war in seinem Wesen stark verändert. Er war nicht mehr der, der er immer war: unsicher, zog sich zurück, ängstlich. Erst nach einigen Tagen verstand ich was los war!"

Miltenson war neugierig: „Und, was war passiert?"

„Eigentlich bin ich nur durch Zufall draufgekommen, als ich im Wohnzimmer staubsaugen wollte: Felix hat da extrem reagiert, als er den Staubsauger sah, hat nur noch gewinselt. Das tat er früher nie. Und so ist es mir aufgefallen."

„Was ist Ihnen aufgefallen?", fragte Miltenson ungeduldig.

„Mir ist aufgefallen, dass das Halsband sein überraschendes Sprühen nicht nur absonderte wenn Felix bellte, nein, sondern immer wenn eine Lärmquelle eingeschaltet wurde. Wenn ich in der Küche den Mixer betätigte: das Halsband sprühte. Wenn ich die Kaffeemaschine einschaltete: das Halsband sprühte. Wenn ich, wie gesagt, staubsaugte: das Halsband sprühte. Felix hat sich halt nicht mehr ausgekannt, womit dies zusammenhängt. Er hatte nur noch Angst vor seinem Halsband. Ich hätte es eigentlich schon früher merken müssen, als ich nach einigen Tagen feststellte, dass es im ganzen Haus so frisch nach Zitronenduft roch. Aber ich habe mir anfangs noch nichts dabei gedacht."

Er lachte. Miltenson lachte unsicher mit ihm.

„Habe ich verstanden: Unser Experiment ist somit schiefgegangen?"

„Eigentlich nicht. Es hat nur zu einem anderen Ergebnis geführt als ursprünglich angenommen."

Miltenson hasste das auf die Folter spannen: „Und, was meinen Sie damit?" fragte er den alten Mann.

„Ich habe mich entschlossen, das Haus zu verkaufen, und in eine Wohnung neben Eva zu ziehen."

„In der Nähe?", fragte Miltenson skeptisch, „das heißt ja: bei DENEN, oder?"

Da holte der alte Mann tief Luft, ehe er erzählte: „Das stimmt, aber DIE beim Betreuten Wohnen haben mir ein Angebot gemacht, ebenerdig 70 Quadratmeter, mit Garten, und mehr brauchen Felix und ich nicht."

Miltenson blickte fragend. Der Mann verstand: „Verstehen Sie mich nicht falsch, Herr Doktor. Aber eine größere Übersiedlung könnte ich Felix doch nicht antun."

„Warum? Wegen Eva?"

„Das nicht. Aber dort wo, wir dann wohnen, haben wir den selben Briefträger!"

Wie kann ich einen Eisbären ... enttrauern?

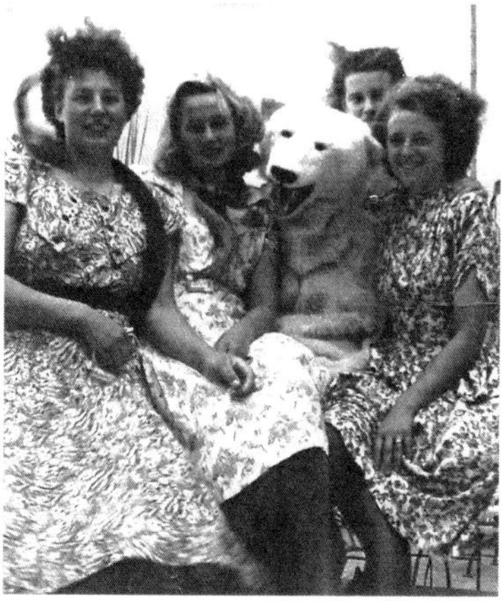

Eisbärstrategie 4: „Auch Komplizenschaft und Arbeitsteilung findet sich im Tierreich. Während man früher glaubte, Möwen flögen Eisbären hinterher, um die Reste seiner Mahlzeit aufzupicken, weiß man heute, dass sie sogar ein wichtiger Bestandteil der Jagdstrategie des Riesen sind: Die Vögel spähen aus der Luft Robben aus und lenken den Bären mit ihren Schreien in deren Richtung. Doch bevor der Eisbär nun auf die Jagd geht, kommt noch der Eisfuchs ins Spiel, der dem Bären bis dahin gefolgt ist. Immer wieder setzt er scheinbar zum Angriff gegen die Robben an und immer wieder lässt er sich in die Flucht schlagen. Bis schließlich der mächtige Eisbär, das größte Landraubtier der Welt, auftaucht und sich von hinten an die ahnungslosen und abgelenkten Opfer heranschleicht. Natürlich kriegen Möwen und Fuchs für ihre Dienstleistungen auch einen Happen ab."

Miltenson erinnerte der Mann an Zeichnungen von Kindergartenkindern: Strichmännchen, die nur aus Kopf und Beinen bestehen. „Kopffüßler", deren Lebensaufgabe es scheinbar war, zu denken und in Bewegung zu bleiben. Er selbst hielt diese Darstellungen – im Unterschied zu Entwicklungspsychologen – nicht für einen Gradmesser der Persönlichkeitsentfaltung, sondern für den Ausdruck unserer schnelllebigen, auf Ratio ausgerichteten, hektischen Zeit. Der fehlende Leib war für ihn Sinnbild einer gefühlsentrückten Welt, Wahrnehmungsaussparung zwecks Optimierung von Funktionalität. Dabei war doch der Körper Sitz der Seele, ein riesiger Resonanzkörper wie bei Streichinstrumenten, der erst den vollen Ton erzeugte, der seelische Zustände zum Klingen brachte und so über Harmonie oder Disharmonie im Konzert des Lebens entschied.

Körper – Geist – Seele: Das Zusammenspiel dieser drei Komponenten war demnach nicht nur für den Wohlklang eines Orchesters, das Wohlfühlen eines Menschen gesamtheitlich gesehen, sondern auch für die Aufrechterhaltung bzw. Herstellung von Gesundheit verantwortlich. Klar: Dreiecksbeziehungen waren immer problematisch; sie bargen stets die Gefahr, dass sich zwei der drei gegen den Dritten zusammenschlossen. Wie bei Kindern konnte man auf jedem Spielplatz beobachten was dann passiert: zunächst geht es eine Zeit einmal gut, aber irgendwann wird das ausgeschlossene Kind zu protestieren beginnen, und der Protest wird sich gegen die Allianz der beiden anderen richten: Der eine stört die anderen – so lange, bis sie ihn nicht mehr ignorieren können. Sie werden beginnen, den Störenfried gemeinsam zu bekämpfen, doch dies wird seinen Widerstand nur verstärken. Friede wird erst dann eintreten können, wenn eine für alle drei Beteiligten zufriedenstellende Lösung gefunden wird.

Aus dieser Sicht galt es also, dem Leib (und damit der Seele) im Therapiegespräch zu seinem Recht zu verhelfen, ihn wahrzunehmen, seine Botschaft zu würdigen und seinen Schmerz offenkundig zu machen. Sein Klagen musste gehört werden, damit der Mensch seine Balance wiederfinden konnte.

Jedoch so sehr sich Miltenson auch bemühte, seine Fragen zum Seelenzustand des Klienten vorsichtig zu formulieren, der Mann stieg nicht drauf ein. Er war als Manager durch unzählige Kommunikationsseminare darauf trainiert worden, emotionale Gesprächsangebote auf eine Sachebene zu bringen.

Der Therapeut hatte sich schließlich entschlossen, seelische Vorgänge seines Gegenübers direkt anzusprechen, war von ihm aber süffisant auf die berühmten Worte jenes berühmten italienischen Pathologen hingewiesen worden, der erklärte, er habe im Laufe seiner Berufslaufbahn schon mehrere tausend Leichen obduziert, aber eine Seele habe er dabei noch nie gefunden …

Der Mann glaubte also nicht an die Seele, an seelische Vorgänge und blockte sämtliche Fragen Miltensons mit dem Hinweis, Gefühlsduselei habe noch niemandem je weitergeholfen, ab.

Miltenson überlegte kurz, ob er dem Mann den Preis der Unterdrückung seiner Gefühle mittels einer Geschichte verdeutlichen sollte. Er hätte ihn am liebsten gefragt, ob er die Zeichentrickserie „Fred Feuerstein" kennen würde (die kannte jeder). Im Nachspann sieht man dabei jedesmal folgende Szene: Fred Feuerstein setzt sein Haustier, eine „Säbelzahnkatze" vor die Haustür und schließt sie. Die Katze hüpft daraufhin beim Fenster wieder ins Haus. Es dauert eine Weile, ehe schließlich die Türe wieder aufgeht und die Katze mit Fred Feuerstein in den Armen erscheint, ihn vor dem Haus absetzt und die Türe wieder schließt. Für den Therapeuten war dies eine der anschaulichsten Geschichten, die darauf hinweisen, was passieren würde, wenn man ein Bedürfnis eines „Familienmitgliedes", eines der Teile des Dreigestirns „Körper - Geist - Seele" ignoriert. Er entschloss sich jedoch aus gutem Grund, diese Geschichte diesmal nicht zu verwenden; der Klient hätte sie sicherlich mit dem Argument, dass es - ebenso wie die Seele - keine „Säbelzahnkatzen" gäbe, abgeschmettert.

Die Frau des Klienten gab es allerdings in der Realität auch nicht mehr; nur in seinem Kopf war sie noch da und spukte dort zu seinem Leidwesen so herum, dass er zuletzt seine Arbeitsleistung nicht mehr erbringen konnte: Gedankenkreisen, Schlafstörungen, Konzentrationsprobleme etc. waren die Folge gewesen. Er hatte sicherlich Angst um seinen Arbeitsplatz bekommen, aber da Angst ein Gefühl war und es Gefühle im Leben des Mannes nicht (mehr) gab, konnte er dies weder sich selbst gegenüber zugestehen, noch konnte er sich von seinen Symptomen selbst erlösen.

Zum ersten Mal brauchte er Hilfe von einem Außenstehenden. Er konnte sich dieses Faktum erst eingestehen, als in seiner Firma die Parole ausgegeben wurde, ein guter Manager solle von Zeit zu Zeit ein „Coaching“ in Anspruch nehmen, „um auf neue Ideen zu kommen“.

So war er auf Miltensons Hausboot gelandet.

Er hatte seine Geschichte knapp und klar geschildert – so wie er es bei den unzähligen Firmenmeetings geübt hatte:

Im Anschluss an eine betriebliche Weihnachtsfeier hatten ihn seine Kollegen noch in eine der unzähligen Amstettner „Gogo-Bars“ mitgenommen. Anfangs hatte er dem dortigen Treiben nichts abgewinnen können; die Mädchen, die sich dort für Geld auszogen, hatten ihn eher angewidert. Die Damen hätten sehr bald verstanden, dass er und seine Kollegen Geld hatten, betrunken und somit leichte Beute waren. Bald schon waren alle an ihrem Tisch gesessen und hätten „auf Firmenkosten“ eine Flasche Champagner nach der anderen konsumiert.

Durch einen Zufall habe sie neben ihm Platz genommen. So sei man ins Gespräch gekommen.

Sie hieß Renata, war Rumänin und hatte in Bukarest Technik studiert. Diesen Job mache sie nur des Geldes wegen; sie sei voller Hoffnung in den Westen gegangen, doch hatte sie keine Chance auf einen seriösen Job. Prostituieren wollte sie sich nicht, so habe sie sich schweren Herzens entschlossen, „Tänzerin" zu werden.

Sie war ihm von Anfang an sympathisch. Er schätzte das an ihr, was er für „Ehrlichkeit" und „Offenheit" hielt (später erführ er, dass nichts an ihrer Geschichte stimmte und dass sie jedem Gast mit dieser Mitleidsmasche versuchte, das Geld aus der Tasche zu ziehen). Man unterhielt sich an diesem Abend lang; er erzählte von seinen Geschäftsreisen nach Rumänien und was er dort erlebt hatte. Weil er sich an diesem Abend mit ihr so gut unterhielt dachte er, dass sie viele Gemeinsamkeiten hätten. Als er seinen Irrtum bemerke war es zu spät gewesen.

In den nächsten Tagen sei er immer wieder zu Renata in die Gogo-Bar gegangen. Als er sie dort mit anderen Männern sitzen gesehen hatte war Eifersucht in ihm aufgekommen. Zunächst hatte er noch gekränkt reagiert, dann hatte er sich - konstruktiv wie er als Manager nun einmal war - entschlossen, die Herausforderung anzunehmen und um sie zu kämpfen. Er überhäufte sie mit Geschenken, traf sie immer öfter auch privat und begann eine sexuelle Beziehung mit ihr.

Sie zogen zusammen, heirateten. In seiner Position konnte er es sich nicht leisten, dass seine Frau nun weiterhin in der Bar arbeitete. So bat er sie, mit dem Job aufzuhören. Als er ihr versprach, ihren Verdienstentfall wettzumachen, willigte sie schließlich ein. Sie blieb zu Hause während er arbeiten ging.

Mit der Zeit wurde es ihr langweilig. Sie hatte auch keine Freunde hier in Österreich. Seine Nachbarn wollten nichts mit ihr zu tun haben. Sie versuchte, die Zeit mit Einkäufen und übermäßigem Alkoholkonsum zu überbrücken. Es gab zum ersten Mal Streit. Sie hielt ihm vor, dass er nie zu Hause war. Er entgegnete, dass er deswegen so viel arbeite um ihr das Paradies auf Erden zu ermöglichen.

Dann begann sie, ihn richtig abzuzocken; brauchte Geld für eine dringende Operation für ihre herzkranke Mutter; redete ihm ein, er solle in eine Immobilie in Rumänien investieren, die zwar in einem baufälligen Zustand, dafür aber günstig zu erwerben war. Dass dieses „Ferienhaus“ mitten in einem Industriegebiet stand, eigentlich ihrem Onkel gehörte und nur ein Zehntel des Kaufpreises wert war, verschwieg sie ihm.

Sie veränderte sich in ihrem Wesen total, war meist betrunken oder von Drogen zugedröhnt wenn er spätabends von der Arbeit nach Hause kam, streitsüchtig und nicht selten in Begleitung von jungen, gutaussehenden Männern, die allesamt ihre „Cousins“ waren.

Als der Punkt erreicht war, dass es nicht mehr ging, schlug sie ihm die Scheidung vor. Er konnte nicht glauben, dass sie es ernst meinte, also willigte er in die Scheidung ein, in der Hoffnung, dass sie sich wieder eines Besseren besinnen würde. Auch hatte er die ewigen Streitereien satt.

Den Tag der Scheidung erlebte er wie in Trance. Selbst als der Richter ihnen beiden nach der Verhandlung die Hand schüttelte, verstand er nicht, was soeben geschehen war.

Er hatte sich anschließend betrunken. Als er nach Hause gekommen war war sie bereits weg, und das Haus war leergeräumt. Seither hatte er sie nie mehr gesehen.

Er hatte versucht, sie aus seinem Kopf zu verdrängen, aber es ging nicht. Immer wieder dachte er an die schöne Anfangszeit ihrer Beziehung. Er verglich es mit einem Lagerfeuer, das nicht ausgehen konnte, weil er immer wieder Benzin nachschüttete. Er wollte es nicht, aber er konnte es nicht stoppen. Miltenson sollte ihm helfen, mit seiner Ex-Frau abzuschließen.

Miltenson ließ sich tiefer in seinen Sessel zurückfallen. Die Metapher gefiel ihm und er dachte nach, wie er sie für den therapeutischen Zweck nutzen konnte. Er registrierte, dass das Hausboot schaukelte. Scheinbar war Wind aufgekommen. Möglicherweise gab es heute noch ein Gewitter. Es lag was in der Luft.

„Gewitter, es braucht ein Seelengewitter, eine natürliche emotionale Entladung der Seele."

Damit es zur emotionalen Entladung kommen konnte war eine Reibefläche nötig, ein herausforderndes Gegenüber, das zu sein ihm der Klient aber hartnäckig verwehrte. Im Umgang mit Professionisten war der Klient bestens geschult; hier benötigte es einen Gesprächspartner, mit dem er wenig Übung hatte: einen einfachen Menschen. Jemand, den die beruflichen Erfolge und die rhetorischen Fähigkeiten des Mannes unbeeindruckt ließen und der ihn als Mensch herausforderte. Miltenson wusste da auch schon wen.

Er sah auf seine Uhr: Freitag, knapp nach 17 Uhr. Sie musste da sein. Sie war jeden Freitag da, seit vielen Jahren.

Jetzt galt es, den Klienten zum Mitmachen zu bewegen. Er musste seine Idee so verpacken, dass sie von ihm nicht zurückgewiesen werden konnte. Also formulierte er sie so, wie der Mann es aus seinem Berufsalltag gewohnt sein musste: Chefperspektive, quasi.

„Zur Lösung ihres Problems habe ich eine Arbeitsanweisung für Sie", begann er das Gespräch, stand auf und ging zum Schreibtisch. Dann nahm er einen Stift und ein Blatt Papier und begann zu schreiben. Er blickte nicht auf, während er weitersprach, um seinem Gegenüber keine Möglichkeit zum Fragen oder gar zur Zurückweisung der Aufgabe zu geben.

„Sie werden jetzt zu Ihrem Auto gehen und damit stromaufwärts auf der oberösterreichischen Seite der Donau nach Naarn fahren. Dort gehen sie in die Pfarrkirche St. Michael und suchen im Inneren die Statue des Heiligen Erasmus von Antiochien. Zunächst bringen Sie in Erfahrung was es mit dem Heiligen auf sich hat. Danach öffnen Sie diesen Umschlag, den ich Ihnen mitgebe und beantworten ausführlich die Fragen, die auf dem Papier stehen. Wenn Sie fertig sind kommen Sie wieder und erhalten weitere Anweisungen. Ich nehme an, Sie haben keine Fragen mehr, der Auftrag ist klar."

Interessanterweise hatte der Mann tatsächlich keine Fragen mehr, nahm den Zettel, ging zur Tür, drehte sich noch kurz um, nickte, ehe er das Hausboot verließ und zu seinem Auto ging.

Während er losfuhr ratterte es in seinem Kopf. Er hatte zwar die Aufgabe verstanden, aber er fühlte sich nicht wirklich wohl dabei, da er den Sinn derselben nicht erkannte. Er hasste Überraschungen und liebte das Geplante. Wozu also diese „Schnitzeljagd"? Oder war es gar eine Art „Wallfahrt"? Als Techniker glaubte er an das Logische, das Gesetzmäßige, das Planbare, das Lineare, Nicht-Zufällige. Alles musste offensichtlichen Sinn geben. Mit diesem Denken war er auch in die Beziehung zu seiner Ex-Frau gegangen. Und war grandios gescheitert. Stimmte sein Weltbild nicht mehr? Hatte er sich sein Leben lang geirrt und war er einer Illusion aufgesessen? Oder galt das, was im Berufsleben, in der Technik, bei Maschinen galt, für menschliche Beziehungen nicht?

Er war mittlerweile zur Greiner Brücke gekommen und links auf die Bundesstraße Richtung Perg abgebogen. Die Abendsonne im Rückspiegel blendete ihn, sodass er kurz die Augen zusammenkniff. Dann drehte er den Kopf zur Seite. Da!

Die Donau!

Wie schön sie doch war! Immer noch. Wie in seinen Kindheitstagen. Und sie hatte noch immer so was Ruhiges, Undramatisches, Entspannendes! Wie eine breite blaue Decke, die zum Picknick an ihrem Ufer einlud.

Er suchte nach einer Parkmöglichkeit, stelle seinen Wagen ab und überkletterte die Leitschiene. Wie magisch zog es ihn zum Wasser. Auf einem großen Stein auf einer Sandbank ließ er sich nieder. Ohne nachzudenken zog er Schuhe und Socken aus und hielt seine

Füße ins Wasser. Zuerst schreckte er der Kälte wegen noch zurück, doch dann entkrampfte er sich immer mehr und genoss das entspannende Gefühl.

Er sah stromaufwärts.

Da war sie, die Insel, Ort seiner glücklichsten Jugendtage. Hier hatte er viele Sommertage verbracht, gemeinsam mit seinen Freunden. Hier hatte er vieles zum ersten Mal gemacht: eine Feuerwehrzille „ausgeborgt", mit der sie zur Insel fuhren, Bier getrunken, geraucht, schwarz gefischt, gezeltet, Lagerfeuer errichtet und und und.

Hier hatte er auch sein erstes Mädchen geküsst: Marion. Er erinnerte sich noch, dass er im Schutze der Nacht und mit Hilfe des Alkohols Mut gefasst und für einen Moment die Pickel in seinem Gesicht vergessen hatte. Er hatte ihr Herz kurzfristig durch ein selbst verfasstes Gedicht erobert, das er ihr vorgetragen hatte. Wie ging das noch einmal? Er versuchte sich zu erinnern und brauchte eine Weile bis es ihm wieder einfiel:

DONAUABEND

Sonnengold ist längst zerstoben,
tausendfach, zu buntem Glas.
Abendrot wird aufgesogen
von geheimnisvollem Nass.

Duftbetörte Weiden ranken
rauschend sich im Lichterschein.
Schatten huschen, Träume wanken –
matt entschläft der Tag dem Sein.

Offenes besiegelt linde
dunkle, leise Seufzer lang
trunkene Natur. Im Winde
eint sich alles Hoffen bang.

Das Gedicht hatte sie so sehr berührt, dass sie ihn spontan zu sich gezogen und ihre Lippen voll Inbrunst auf seine gepresst hatte.

Er war damals knapp 17 Jahre alt gewesen und Romantiker. Daraufhin hatte er beschlossen, Dichter zu werden. Sein Vater hatte jedoch gemeint, er solle zunächst die HTL fertigmachen. Was war aus ihm geworden? Wo war der Dichter geblieben?

Er spürte Sentimentalität in sich aufkommen, aber es störte ihn nicht.

Er lächelte und fühlte sich mit einem Mal leicht.

Von der Ferne sah er ein Passagierschiff auf sich zukommen. Da musste er wieder lächeln. Passagierschiffe auf der Donau unterliegen einem eigenartigen Phänomen: Jedesmal, wenn die Passagiere am Ufer Menschen stehen sehen fangen sie an zu winken – und hoffen, dass man ihnen zurückwinkt. Ähnlich wie Insassen von Reisebussen auf Österreichs Autobahnen, nur mit dem Unterschied, dass die Businsassen zumeist Kinder, die Schiffspassagiere jedoch erwachsene Menschen sind.

Seine Freunde und er hatten sich stets einen Spaß daraus gemacht, den Winkenden nicht zurückzuwinken, sondern die Hosen runterzulassen und ihnen den Hintern zu zeigen. War das jedesmal ein Gejohle! Besonders Mutige unter ihnen zeigten auch manchmal die Vorderseite des Hintern, den „Vordern", wie sie es genannt hatten, her! Nicht wenige Passagiere hätten diese Szenen mit ihrem Fotoapparat festgehalten. Vermutlich hatten sie gedacht, dies sei Mostviertler Brauchtum. Es musste also irgendwo in Amerika, der Schweiz und Deutschland noch (nicht ganz jugendfreie) Jugendfotos von ihnen geben ...

Nun lachte er. Als das Schiff vorbeifuhr entschloss er sich, den dicken Amerikanerinnen heute einfach nur zurückzuwinken.

Da musste er plötzlich wieder an seine Ex-Frau denken und daran, dass er ja noch nach Naarn fahren musste. Somit war es mit dem unbeschwerten Gefühl gleich wieder vorbei.

Er zog wieder Socken und Schuhe an und ging zum Auto.

Die Pfarrkirche lag zwar nicht direkt an der Donau, trotzdem konnte er sie wegen des die Dächer des Ortes überragenden Kirchtums leicht finden.

Als er die schwere eiserne Kirchentüre öffnete schlug ihm zunächst dieser eigene Geruch, eine Mischung aus Weihrauch und modrigem Stein, entgegen.

Seine Augen hatten zunächst Mühe, sich an die Dunkelheit zu gewöhnen. Er sah sich unsicher um, dann ging er vorsichtig einige Schritte Richtung Altar. Dort angekommen blieb er stehen und ließ zunächst einmal die Stille auf sich wirken. Er fühlte sich geborgen und der Zeit entrückt. Gerade als er sich in seine Kindheitstage, seine Zeit als Ministrant, zurückdachte hörte er hinter sich eine Frauenstimme sagen: „Kann ich Ihnen irgendwie helfen?"

Er drehte sich um und sah eine Frau unbestimmten Alters, korpulent (sehr sogar) und eigenartig gekleidet. Über einer alten Jean trug sie eine Schürze; so eine, wie sie früher seine Großmutter bei der Hausarbeit getragen hatte. Ihre Schuhe sahen aus wie abgeschnittene Gummistiefel und erinnerten ihr ihrer Form ein wenig an Crocs. In ihrer linken Hand hielt sie einen Besen, in ihrer rechten einen Kübel, in dem ein Ausreibfetzen im trüben Wasser schwamm.

Sie wiederholte ihre Frage, worauf er verlegen antwortete: „Wie kommen Sie darauf, dass ich Hilfe brauche?"

„Na, das ist doch einfach. Sie kommen augenscheinlich nicht zum Beten, sonst hätten Sie in einer der Bänke Platz genommen. Und für einen Kunststudenten, der sich für die Fresken interessiert, sind Sie schon zu alt."

Der Mann schien überrumpelt von der Logik und der Direktheit dieser Aussage. Er brauchte ein paar Sekunden bis er sich gefasst hatte und erwiderte: „Ich suche die Statue von diesem Heiligen, Erasmus heißt er. Können Sie mir sagen, wo ich sie finde?"

Sie sah ihn eindringlich an: „Sind Sie Seefahrer? Sie schauen eigentlich gar nicht so aus!"

„Ich, Seefahrer", antwortete der Mann, „wie kommen sie nur darauf?"

„Na weil doch der Erasmus von Antiochien der Schutzpatron der Seefahrer ist! Wissen Sie das nicht?"

Als sie bemerkte, dass er es nicht wusste, schüttelte sie den Kopf. Für sie als praktizierende Katholikin, als wichtiges Mitglied der Pfarrgemeinde, war es unverständlich, dass ein Kirchenbesucher so unbedarft in Kirchengeschichte war.

Dem Mann wurde ungut zu mute. Er überlegte, was Miltenson damit bezwecken wollte, dass er ihn zum Schutzpatron der Seefahrer schickte. Wollte er ihm damit etwa sagen, dass er eine Reise unternehmen oder sich ein Boot zulegen sollte?

Während er noch überlegte fragte sie schon weiter: „Oder sind Sie etwa in Not?"

Er zeigte sich erneut irritiert: „Ich, in Not? Wieso?"

„Na weil doch der Erasmus einer von den 14 Nothelfern ist, oder wissen Sie das etwa auch nicht?"

Er schien beschämt und senkte leicht den Kopf. War er so ein aussichtsloser Fall, dass nur noch beten half?

„Hören Sie", sagte sie daraufhin, „Sie machen es mir nicht gerade leicht Ihnen zu helfen wenn Sie jede Frage mit einer Gegenfrage beantworten. Wissen Sie was? Wir setzen uns jetzt einfach auf eine Bank." Sie stellte den Kübel ab, legte den Besen drauf, nahm seinen rechten Unterarm und zog ihn zur letzten Bankreihe.

Der Mann wusste nicht recht wie ihm geschah, leistete aber keinen Widerstand.

Als sie saßen fuhr sie fort: „Hat der Erik Sie etwa geschickt?“

Er sah sie fragend an: „Wer?“

Sie schüttelte den Kopf, nicht nur weil er wieder mit einer Gegenfrage geantwortet hatte: „Na, der Miltenson-Erik, der Therapeut.“ Und, nicht ganz unstolz: „Sie müssen wissen, ich bin nämlich seine Cousine, seine Lieblingscousine!“

„Dann heißen Sie also auch Miltenson?“

Sie schüttelte den Kopf: „So ähnlich. Entschuldigen Sie, dass ich mich bei ihnen noch gar nicht vorgestellt habe. Oberpramberger, Rosi Oberpramberger. Ich bin hier in St. Michael schon seit über 30 Jahren für die Kirchenreinigung und den Blumenschmuck verantwortlich.“ Sie musterte ihn von oben bis unten. Er blickte auf seine Schuhe. Sie waren voller Donausand. Es war ihm peinlich, deswegen zog er sie intuitiv ein Stück zurück.

Schneller Themenwechsel: „Woher wissen Sie, dass mich der Dr. Miltenson schickt?“

Rosi machte eine abfällige Handbewegung: „Ach was, das ist doch jedesmal dasselbe. Da steht dann einer bei mir in der Kirche und fragt nach dem Heiligen Erasmus. Da weiß ich dann, der kommt vom Erik.“

„Und warum macht Dr. Miltenson das? Wozu soll das gut sein?“

„Hat er es Ihnen nicht erklärt? Er nennt Menschen wie Sie „Elmsfeuerseelen“. Sie kennen doch Elmsfeuer? Sie haben doch als Kind sicherlich „Moby Dick" gelesen, nein? Elmsfeuer sind seltene Lichterscheinungen, die kurz vor schweren Gewittern an Schiffsmasten oder Kirchturmspitzen auftauchen und die dann in ein bläuliches Licht hüllen. Sie entstehen wegen starken Spannungsunterschieden zwischen Boden und der Luft. Die Luft lädt sich dabei extrem stark auf und fängt an zu knistern. Ein Blitzschlag und eine Entladung stehen dann unmittelbar bevor. Der Name „Elmsfeuer" oder „St. Elmos-Feuer" geht auf St. Elmo, das ist der italienische Name für den Heiligen Erasmus, zurück."

„Ich soll also erkennen, dass ich eine ‚Elmsfeuerseele' habe, das ist der Sinn der ganzen Aktion?" Der Mann schüttelte den Kopf.

„Ich sage Ihnen was", antwortete Rosi, „wenn Sie mich fragen ist die ganze Aktion nur ein Zeichen dafür, dass der Erik wieder einmal überfordert ist und nicht weiterweiß. In solchen Fällen schickt er die Leute immer zu mir!"

Jetzt sah er sie staunend an: „Sind Sie auch Psychotherapeutin?"

Wieder machte sie eine abfällige Handbewegung: „Ach was, das mit der Psychotherapie wird doch heutzutage völlig überschätzt. Vor 20 Jahren hat's das noch gar nicht gegeben, und die Leute haben auch überlebt. Oder sich eben umgebracht. Je nachdem, wie groß ihr Seelenschmerz halt war. Sie müssen wissen, ich geb halt mehr auf Seelsorge wenn die Seele brennt. Oder ein Glas Messwein, das löscht die Seele manchmal auch." Sie lachte laut auf. Der Mann sah sich peinlich berührt um. Als er sah, dass sie in der Kirche alleine waren atmete er erleichtert auf.

„Wollen Sie mir jetzt erzählen wie sie heißt?" Der Mann kannte sich nicht aus, wen oder was sie damit meinte, sodass er erneut eine Gegenfrage stellte: „Wie wer heißt?"

„Na, die Frau, deretwegen ihre Seele brennt!"

„Woher wissen Sie … ?"

Rosi stieß einen lauten Seufzer aus: „Ach lassen Sie doch das Herumgeplänkel. Weswegen sollte denn ein Mann wie Sie sonst Probleme haben? ... Glauben Sie mir: Ich war früher selbst einmal jung, hab selbst viel mitgemacht mit den Männern … Ich weiß, wie sich Liebesprobleme anfühlen. Wahrscheinlich sind Sie abgewiesen oder ausgenutzt worden, so wie ich früher … wenn die Männer meinen Körper hatten, dann ließen sie mich einfach fallen … diese … "

Es folgte ein Schimpfwort und kurz darauf ein schnell hingeworfenes Kreuzzeichen.

„Also, dann erzählen Sie mal, aber lassen Sie nichts aus und beschönigen Sie nichts oder erzählen Sie mir nicht nur von ihrem Frust. Ich will die ganze Geschichte hören, die guten Seiten und die Schattenseiten!"

Sie legte dabei amikal ihren mit gelben Gummihandschuhen überzogenen Arm auf seine Schultern und unterstrich so ihre Aufforderung.

Ein Entrinnen aus dieser Situation schien ihm unmöglich, sodass er sich schließlich entschloss, seine Seele zu erleichtern und begann, die Geschichte von

Anfang an zu erzählen. Er sparte – im Unterschied zu seinen bisherigen Lösungsversuchen, die nach dem Entweder-oder-Prinzip aufgebaut waren (entweder er dachte ausschließlich an die positiven Momente der Beziehung oder nur an die negativen), nichts aus. Rosi kommentierte seine Ausführungen mit einer Abfolge von Flüchen und Kreuzzeichen und lud ihn so ein, erstmals seine Enttäuschung, aber auch seinen Zorn, seine Wut und seine Verletztheit zu artikulieren.

Als ihm die ersten Tränen die Wangen runterliefen murmelte Rosi: „Wasser marsch, das löscht das Feuer", und drückte ihn ganz fest an ihre mächtige Brust. Er ließ es gewähren. Für einen Außenstehenden sah es so aus, als hätte Rosi den Mann in den Schwitzkasten genommen und presste ihn aus. Egal, der Effekt war heilsam: Er verspürte das Gefühl tiefer Erleichterung.

Als er mit seiner Geschichte fertig war bemerkte er die Peinlichkeit der Situation und richtete sich rasch auf. Dann strich er sich Tränenreste aus dem Gesicht.

Nachdem er die Fassung wieder gefunden hatte sagte er zu ihr: „Frau Rosi, ich bin Ihnen ja so dankbar, dass Sie mir zugehört haben. Wie kann ich mich denn bei Ihnen erkenntlich zeigen?"

Wer nun erwartet hätte, dass Rosi sein Angebot mit dem Hinweis auf christliche Nächstenliebe zurückgewiesen hätte, wäre nun enttäuscht.

Ziemlich nüchtern antwortete sie: „Der Erik verlangt für eine Sitzung 70 Euro." Und, mit einem Fingerzeig auf die Seite: „Wenn Sie so nett sein wollen, da hinten wären zwei Opferstöcke. Sie können sich einen davon aussuchen!“

Er griff zu seiner Geldbörse und war im Geheimen froh, dass er einen finanziellen Ausgleich schaffen konnte. Dann standen beide auf, er schüttelte ihre Gummihandschuhhand, bedankte sich noch einmal und ging Richtung Opferstöcke. Da hörte er noch einmal ihre Stimme: „Sie können noch etwas tun für mich!“ Er sah sie fragend an. „Beim nächsten Mal: Schuhe abputzen bevor Sie die Kirche betreten.“

Er nickte, öffnete die Türe und trat ins Freie. Die Sonne blendete ihn, sodass er die Augen zusammenkniff. Er hatte Orientierungsprobleme; zu unwirklich erschien ihm die vorangegangene Szene.

Als er sich wieder gefangen hatte erinnerte er sich an Miltensons Zettel, den es noch auszufüllen galt. In der beseelten Stimmung, in der er sich nun befand, entschloss er sich spontan, die Aufgabe gleich hier in Naarn am Donauufer zu erledigen. So machte er sich auf den Weg dorthin.

Er verspürte das Bedürfnis, den Sand unter seinen Füssen zu spüren und streifte Schuhe und Socken ab. Dann ließ er sich auf einen großen Stein nieder und holte Miltensons Briefumschlag aus seiner Jackettasche. Er öffnete ihn und las laut die Zeilen des Therapeuten:

„Jetzt, wo es Ihnen gelungen ist, Ihr Leid zu formulieren und einem wildfremden Menschen mitzuteilen, ist für eine erfolgreiche Verarbeitung noch die ehrliche Beantwortung folgender vier Fragen notwendig:

1. Ihre Frau ist Ihnen ein „Warum" schuldig geblieben. Menschen brauchen aber eine Begründung für erlittenes Leid um abschließen zu können. Versuchen Sie daher ehrlich für sich Gründe aufzulisten, warum passiert ist was passiert ist.
2. Ihre Frau hat Sie mit Ihrem Schmerz, aber auch mit Ihrer Wut zurückgelassen, ohne Chance auf eine heilsame Konfrontation. Schreiben Sie, was noch zu sagen ist, so als würde Sie Ihnen ein letztes Mal gegenüberstehen und Ihnen zuhören.
3. Damit Sie sich künftig überhaupt wieder auf Beziehungen einlassen können ist es notwendig, dass Sie lernen, Ihrer Wahrnehmung wieder zu vertrauen. Sie haben mir das Verlassenwerden als „Keulenschlag, als völlig überraschend, ohne Anzeichen" geschildert und haben nun sicher Angst davor, dass sich das auch künftig, in einer neuen Beziehung, wiederholen könnte. Dass Sie glauben, oder besser gesagt, sich wieder vormachen könnten, dass alles in Ordnung sei, ehe die Frau ihnen sagt, dass es aus ist. Nur so kann es überhaupt zu einem Keulenschlag kommen. Wenn Sie aber ehrlich zu sich selbst sind, dann hat es schon lange vor der Trennung Zeichen dafür gegeben, dass nicht alles so rund läuft, wie Sie es sich vorgemacht haben. Sie haben diese Zeichen ausgeblendet, weil Sie es nicht wahrhaben wollten. In Zukunft werden Sie lernen müssen, ehrlicher zu sich und zu Ihrer Partnerin zu sein, wenn Sie Anzeichen von Unzufriedenheit

mit der Partnerschaft bei sich entdecken. Sie werden sie ansprechen lernen müssen. Nur so besteht eine Chance, eine ähnliche Entwicklung, wie Sie sie in ihrer Ehe erlebt haben, zu verhindern. Listen sie also ehrlich all jene Zeichen auf, an denen Sie es schon lange vorher merken hätten können, dass Ihre Partnerschaft in Gefahr ist.

4. Sollten Sie sich in Zukunft dabei ertappen, dass Sie wieder einmal Sehnsucht nach ihrer Ex-Frau haben, dann stellen Sie sich bitte folgende Fragen und beantworten Sie sie ehrlich: Vermisse ich jetzt meine Frau oder das, was sie mir zeitweise gegeben hat (Liebe, Nähe, Zärtlichkeit z.B.). Dies könnte mir nämlich auch jede andere Frau geben.

Anschließend kommen Sie wieder zu mir auf mein Hausboot zurück, und wir besprechen, was Sie geschrieben haben.

Während er versuchte, die Fragen zu beantworten, blendete er seine Umgebung mehr und mehr aus, vergaß Raum und Zeit und versank in seine eigene Welt. Sekunden wurden zu Minuten, zu Stunden; außen wurde innen. Er entdeckte Seiten an sich, die ihm unbekannt waren oder die er schon lange verloren geglaubt hatte, ordnete Altes neu, und Neues verlor seinen Schrecken und wurde vertraut. Gefühle erwachten und fuhren mit ihm Hochschaubahn.

Hin und wieder nahm er den Stift und schrieb Notizen auf den Zettel. Je mehr er schrieb, desto klarer wurden die Dinge für ihn, was ihn überraschte.

Für die Beantwortung von Frage vier brauchte er nur wenige Sekunden: nein, er vermisse seine Frau nicht, er vermisse das, was sie ihm gegeben hatte und was nun fehlte. Dies hatte nichts mit Sentimentalität zu tun; es gab tatsächlich etwas, was noch nicht ersetzt war: Zärtlichkeit, Nähe, Verständnis aber auch das Gefühl, für jemanden anderen wichtig, einzigartig zu sein. So wie damals, als er von Marion seinen ersten Kuss bekommen hatte. Marion! Was wohl aus ihr geworden war?

Er beschloss, in den nächsten Tagen zu versuchen, mit ihr Kontakt aufzunehmen. Überhaupt wollte er in Zukunft wieder sozial aktiver sein. Es wurde ihm bewusst, wie sehr er in den letzten Jahren den zwischenmenschlichen Kontakt mehr und mehr abgebaut hatte und so immer einsamer geworden war.

Das Signal eines vorbeiziehenden Passagierschiffs riss ihn aus seinen Tagträumen. Er sah auf die Uhr und erschrak. Fast zwei Stunden war er am Ufer der Donau gesessen. Er fröstelte. Während er sich seine Füße vom Sand abputzte und Socken und Schuhe wieder anzog dachte er daran, dass er anschließend zu Miltensons Hausboot zurückfahren sollte. Er war sich nicht sicher, ob das nun noch notwendig war.

Da kam ihm Miltensons Frage 4 wieder in den Sinn: „Vermissen Sie Ihre Frau oder das, was sie Ihnen zeitweise gegeben hat?"

„Vermisse ich Miltenson, oder das was er mir zeitweise gegeben hat?“, fragte er sich nun kokett.

„Weder noch“, war seine Antwort. Sollte er ihn anrufen und ihm seinen Entschluss mitteilen? Er zögerte. Da hatte er eine Idee. Miltenson saß ja nur wenige Stromkilometer flussabwärts auf seinem Hausboot und wartete auf ihn. Vermutlich würde er sich in der Zwischenzeit die Zeit damit vertreiben, die Wellen, die der Wind gegen das Boot schlug, zu betrachten.

Flussabwärts! Flussabwärts, da war Ardagger, und ganz weit flussabwärts, da war Rumänien.

Er setzte sich noch einmal auf den Stein, nahm den Zettel, kritzelte ein kurzes „Danke, aber es ist vorbei“ drauf und überlegte, ob die Nachricht nun Miltenson, seiner Exfrau, oder wem auch immer galt. Es war ihm egal.

Als nächstes begann er, aus ihm ein Papierschiffchen zu falten. Bevor er das Schiff auf das Wasser setzte, streifte er noch seinen Ehering ab und setzte ihn auf das Boot. Er wusste nicht wirklich, warum er dies tat; es war ihm einfach danach.

Es schwamm nur einige Meter, dann war es von Wasser vollgesogen und ging langsam unter.

Der Mann hatte das Gefühl, dass sich in diesem Augenblick etwas in ihm innerlich gelöst hatte und mit dem Schiffchen untergegangen war. Er fühlte sich unendlich frei.

Wie kann ich einen Eisbären ... entflammen?

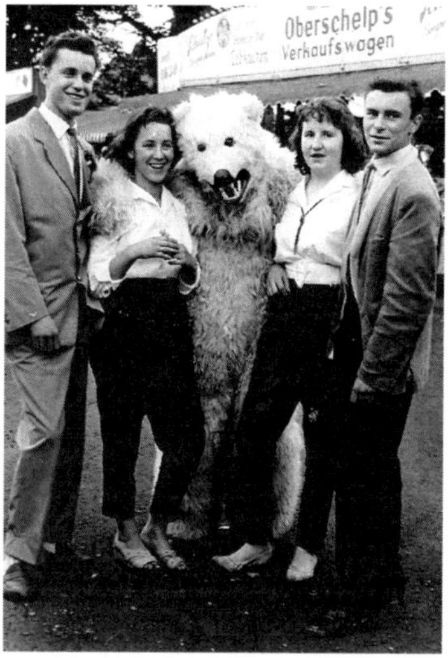

Eisbärstrategie 5: "Die häufigste Jagdtechnik des Eisbären ist das Ansitzen. Im Winter, wenn das Meereis gefroren ist, gibt es keine andere Alternative, als bewegungslos vor einem Atemloch zu warten, bis eine Robbe auftaucht. Meist liegt der Bär auf dem Bauch und legt sein Kinn auf einen Eisvorsprung. Das ist bequem und spart Energie. Die weißen Jäger müssen sich absolut ruhig verhalten, um die Robbe nicht zu warnen. Experimente haben gezeigt, dass ein Spaziergänger auf dem Eis unter Wasser schon aus 400 Metern Entfernung deutlich zu hören ist. Manchmal wartet der Bär über eine Stunde auf seine Chance. Oft vergebens."

Der Mann liegt vorm Fernseher,
als seine Frau davor Aufstellung nimmt.

Mann: „Ich seh' nichts!"
Frau: „Jetzt hör mir mal zu. Ich war heute wegen *unserer* Probleme (betont) *allein* beim Therapeuten. Willst du wissen was er gesagt hat?"

Der Mann gibt keine Antwort, neigt aber seinen Kopf zur Seite um das Fernsehbild besser sehen zu können.

Frau: „Ich sag dir was er gesagt hat: Er hat gemeint, für eine Paartherapie bräuchte er eigentlich zwei Leute … "
Mann (brummt vor sich hin): „Aber geh."
Frau: „*Du* hast dich ja geweigert mitzukommen. Das habe ich ihm auch gesagt!"

Mann brummt.

Frau: „Im Laufe des Gesprächs hat er mir dann eine interessante Frage gestellt: ‚Frau Dedlinger', hat er mich gefragt, ‚woran merken sie eigentlich, dass Ihr Mann Sie liebt?'"

Der Mann nimmt die Fernbedienung und schaltet auf den Sportkanal um.

Frau:	„Da habe ich geantwortet: ‚Woran sollte ich das denn merken, wenn ich ja nicht einmal weiß ob er mich *überhaupt* liebt!' Hast du das gehört, Fritz? Friiitz!"
Mann:	„Was ist?"
Frau:	„Du hörst mir schon wieder nicht zu. Ich hab gesagt, ich weiß ja gar nicht, ob du mich liebst!"

Mann (brummt)

Frau:	„Jedenfalls hast du es mir noch nie gesagt." (Pause)
Frau:	„Hörst du mir überhaupt zu?"
Mann (genervt):	„Ja".
Frau:	„Ich hab gesagt dass du mir noch nie gesagt hast, dass du mich liebst! Ist doch so, oder?"
Mann (genervt):	„Blödsinn. Natürlich hab ich dir das gesagt!"
Frau:	„Und wann soll das gewesen sein? Ich kann mich jedenfalls nicht daran erinnern!"
Mann:	„Kurz vor unserer Hochzeit …"

Frau:	„Die war vor über 33 Jahren!!!“
Mann (erstaunt):	„Na und?“
Frau:	„Und woher soll ich denn wissen, ob das immer noch so ist?“
Mann:	„Eines kannst du dir sicher sein: Wenn sich daran was andern würde wärst du die erste, die es erfahren täte! Und jetzt geh bitte aus dem Bild.“

Frau tritt ab.

Wie kann ich einen Eisbären ... enteifern?

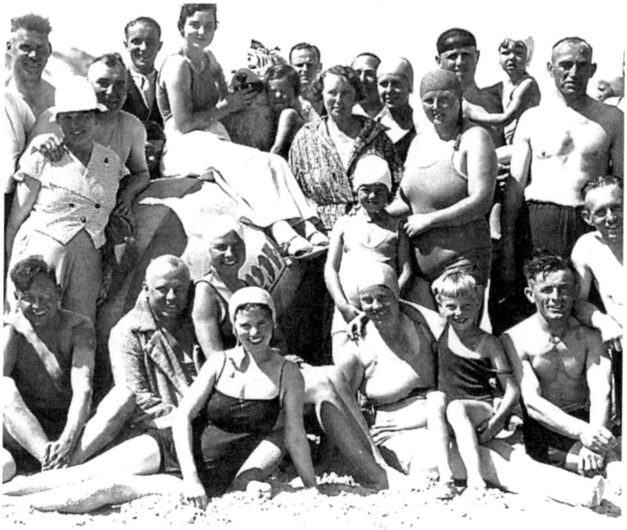

Eisbärstrategie 6: „Die „Vorschlaghammer-Methode" zum Aufbrechen der Schneehöhle der Ringelrobbe: Dabei verlagert er sein Gewicht auf die Hinterfüße, lässt die Vordertatzen mit der Masse seines Oberkörpers auf das Höhlendach krachen und zertrümmert es so."

Er hatte sein Auto ziemlich weit weg vom Gasthaus auf einem Feld abstellen müssen, so viele andere Autos überfluteten bereits den Parkplatz. Dann war er aus dem Wagen gesprungen, hatte galant die Beifahrertüre geöffnet und ihr mit seiner Hand beim Aussteigen geholfen.

Sie liebte seine guten Manieren, fühlte sich geschmeichelt, genoss jede seiner kleinen Aufmerksamkeiten. Nach dreißig Jahren der Entbehrungen, drei Jahrzehnten einer schlechten Ehe, dem einen Trauerjahr nach dem Ableben ihres Mannes hatte sie die Hoffnung bereits aufgegeben gehabt, jemals so etwas wie Wertschätzung oder gar Liebe wieder empfangen zu dürfen. Zu sehr hatte ihr Gatte ihr diese „Flausen" ausgetrieben, sie, die nach Liebe gedürstet hatte, im Laufe der Jahre verdursten lassen und dazu beigetragen, dass sie im Laufe der Zeit immer mehr verwelkte. Zärtlichkeiten gab es nie, nur Körperlichkeiten, vor denen sie sich ekelte. Kam er wieder einmal betrunken nach Hause, so nahm er sie mit Gewalt. Er nahm keine Rücksicht auf sie und ignorierte, dass sie danach wimmernd dalag während er befriedigt einschlief. Reden konnte sie nicht mit ihm; er würgte jedes Gespräch mit dem Hinweis auf ihre „ehelichen Pflichten" ab. Sein Zorn machte ihr Angst; sie wollte ihn nicht reizen. Daher hatte sie eines Tages beschlossen, zu verstummen und ihr Leid als ihr Schicksal anzunehmen.

Als sie *ihn* dann kennenlernte, wusste sie, dass sich das Leiden bezahlt gemacht hatte. Eine Freundin hatte sie angerufen und gemeint, sie hätte nun lange genug getrauert. Sie wolle sie nun wieder ins Leben zurückführen, aus, Schluss, keine Widerrede. Und hatte sie so lange bedrängt, auf eine Tanzveranstaltung mitzugehen, bis sie schließlich zugestimmt hatte. Sie war ja über viele Jahre trainiert gewesen, Druck nachzugeben.

Anfangs hatte sie es bitter bereut, als sie beide den Tanzsaal betreten hatten. Grelles Licht, die laute Musik, die vielen Leute. Sie hatte sich nicht wohlgefühlt und sich unsicher umgeblickt. Da war er ihr aufgefallen. Er wirkte anders als die anderen. Irgendwie deplatziert. Deplatziert in seinem Anzug, den er wohl seit Jahren schon nicht mehr angezogen hatte, so alleine an seinem Tisch. Wenn sich ihre Blicke trafen schaute er schnell weg und lächelte unsicher.

Sein Verhalten hatte sie neugierig gemacht, und so beobachtete sie ihn immer wieder. Er war der einzige Mann, der alleine an einem Tisch saß. Alle anderen Männer waren umringt von aufgetakelten Frauen, die um deren Gunst warben. Typisches Balzverhalten, hatte sie noch gedacht, da hatte sie auch schon ein Mann zum Tanzen aufgefordert. Der „schöne Rudi", wie man ihr später erzählt hatte. Der „tolle Rudi", wie er sich ihr gegenüber präsentierte. Typ Frauenschwarm, ein exzellenter Tänzer und charmanter Gesprächspartner. Jedoch einen Tick zu selbstbewusst und aufdringlich. Ihr Körper war intuitiv zu ihm auf Abstand gegangen, doch Rudi korrigierte ihre Rückwärtsbewegungen stets, indem er sie näher an sich drückte und wie zufällig seine Hand weiter nach unten, direkt auf ihren

Hintern gleiten ließ. Fluchtversuch zwecklos. Deswegen war sie auch erleichtert gewesen, als Rudi sie in einer Tanzpause in die Sektbar eingeladen hatte. Dort war sie vor seinen körperlichen Annäherungsversuchen einigermaßen sicher. Sie bemerkte die Blicke und das Tuscheln der anderen Frauen, fühlte sich letztendlich aber geschmeichelt.

Sie war überrascht von seiner Direktheit. Er hatte noch wenig über sein Leben erzählt, als er bereits begann, ihr seine Vorstellungen über eine Beziehung darzulegen. Dabei hatte sie doch nur tanzen wollen! Sie war nicht auf der Suche nach einem Partner! Ein Missverständnis!

Als ihr in den nächsten Stunden vier verschiedene Tanzpartner ungefragt ihre Vorstellungen von einer Partnerschaft aufgedrängt hatten („Heiraten will ich eigentlich nicht mehr, zusammenziehen auch nicht. Ich brauch eigentlich nur eine Partnerin für gemeinsame Ausflüge am Wochenende"), schien es ihr, dass sie ungewollt in ein „SpeedDating für Senioren" geraten war. Sie war überrascht von der Geschwindigkeit, mit der man zur Sache ging. Kein Wunder, dachte sie, die meisten sind so um die 70. Da bleibt nicht mehr viel Zeit, das nachzuholen, was einem das Leben vorenthalten hat. Ein letztes Aufbäumen vor dem Endgültigen, voller Verzweiflung und daher ohne Genierer. Die Männer konnten sich ihre Direktheit erlauben; kein Wunder, bei einem Frauenanteil von 80 Prozent. Sie wurden von den Frauen hofiert und konnten sich so ihrer Sache sicher sein.

Unter den Frauen gab es des öfteren Streit um einen Mann. Manchmal mussten sogar zwei Damen von anderen auseinandergehalten werden, um Raufereien zu verhindern. Daraufhin wurde die Konkurrentin dann halt verbal schlechtgemacht.

Er war anders gewesen. Er tanzte zwar auch wie die anderen Männer, aber nur wenn Damenwahl war, und da scheinbar nur aus Höflichkeit. Es sah für sie nicht so aus als sei er auf der Suche und wollte sein Glück erzwingen. Das machte ihn für sie interessant und sympathisch.

Irgendwann hatte er ihr aus der Entfernung zugeprostet, und sie prostete zurück. Eine Kellnerin hatte ihr wenige Minuten später einen „Gspritzen" gebracht, „mit schönen Grüßen von dem Herrn da drüben". Er war daraufhin aufgestanden und hatte gefragt, ob er sich an ihren Tisch setzen dürfe.

Er durfte.

Das war vor über zwei Monaten gewesen. Seither hatte man sich jeden Samstag zum Tanzen verabredet. Man war jetzt ein Paar.

In den ersten Wochen hatte sie sich wie im Himmel gefühlt. Er hatte ihr all das gegeben, wonach sie sich immer gesehnt hatte. Er schien perfekt, wenn da nur nicht seine Eifersucht gewesen wäre. Anfangs hatte er es sich noch nicht anmerken lassen, dass es ihn störte, wenn sie wieder einmal vom „schönen Rudi" zum Tanzen aufgefordert wurde. Aber zuletzt saß er dann den ganzen Abend nur noch mit versteinerter Miene auf seinem Platz. Auf ihre Fragen, was denn mit ihm los sei, hatte er stets mit „nichts" geantwortet. Einmal war er einfach weggewesen, als Rudi sie wieder einmal nach einigen Tänzen auf ihren Platz zurückgeführt hatte. Zunächst hatte sie noch gedacht, er sei auf die Toilette gegangen, aber als er dann nicht aufgetaucht war wusste sie, dass es seine Eifersucht gewesen war, die ihn nach Hause getrieben hatte.

Alles Reden half nichts, alle ihre Beteuerungen, dass sie ihn liebe und für Rudi nichts empfinde. Sie tanze doch nur aus Höflichkeit mit ihm.

Er verstand nicht und glaubte ihr nicht. Sie fragte ihn, wie sie ihre Liebe beweisen könne – doch es fiel ihm nichts ein.

Wenn sie sich trafen war er zunehmends wortkarg. So kannte sie ihn nicht. Aus Angst, ihn zu verlieren redete sie lange auf ihn ein, etwas gegen seine Eifersucht zu tun. So war er – für eine Stunde – zu Miltenson gekommen.

Sie hatte sich von der einen Sitzung keine Wunder erwartet, aber nun, da es wieder Samstag war und sie in wenigen Minuten auf dem Tanzboden stehen würden konnte sie es sich nicht verkneifen, ihm ein „Und bitte, keine Eifersuchtsszene!" zuzuraunen. Dann hatte sie auch schon die Tür des Gasthauses geöffnet und der Lärm, der ihnen entgegenschlug, ließ sie in eine andere Welt eintreten.

Alle waren wieder da, es waren immer die gleichen Gesichter. Man kannte sich nun, und es gab ein großes Hallo zur Begrüßung. Als sie sich gerade niedersetzen wollten unterbrach die Musik, und eine Stimme sagte durch das Mikrofon: „Den nächsten Trinkspruch widme ich meinem Freund Hans. Also, bitte erhebt eure Gläser … Männer, die nicht saufen, Hunde, die nicht laufen, Frauen, die nicht woll'n – die soll der Teufel hol'n! Prost!"

Er drehte sich um und brauchte eine Zeit lang, um den Mann, der auf der Bühne stand, zuordnen zu können. ‚Das gibt's ja nicht', dachte er, ‚das ist doch der Gerald! Alter Spezl! Der lebt also immer noch!'

Der Gerald war einer von den „Mostvertler Buam", einer der zwei übriggebliebenen. Denn: „Buam" war gut. „Buam", das hatte vor über vierzig Jahren gestimmt, als die Band gegründet wurde. Jetzt war die Hälfte der „Buam" schon aus dem Leben geschieden, der Rest seit Jahren in Pension, hatte gefärbte Haare, falsche Zähne. Nur ihre Songs und ihre Schmähs waren noch immer die alten.

„Entschuldige, ich komm gleich wieder", brachte er gerade noch zu seiner Begleiterin heraus, da war er auch schon wieder aufgestanden und zur Bühne geeilt. Gerade als er dort ankam fingen die „Buam" aber wieder zu spielen an. Gerald deutete ihm, dass er warten solle. Scheinbar wollten sie nach diesem Lied eine Pause einlegen. Und so stand er, freudestrahlend, bei der Bühne und wippte im Takt mit, als er in seinen Augenwinkeln wahrnahm, wie der schöne Rudi seine Partnerin auf die Tanzfläche schob. Mit einem Mal war sein Lächeln aus seinem Gesicht verschwunden. Er spürte, wie sein Ärger in ihm hochstieg, als er jeden Schritt, jede Drehung der beiden beobachtete. Er musste sich jetzt zusammenreißen; er hatte es seiner Liebsten versprochen.

Pause. „Danke für die Bierspende. Hearst, Hans, alter Freund, schon lange nicht mehr gesehen. Was treibst denn immer so?"

Er hatte die Worte seines Freundes wie in Trance vernommen. Erst als er seinen Blick vom schönen Rudi und seiner Freundin abwandte und in Geralds lachendes Gesicht blickte fand er wieder seine Fassung.

Man hatte sich viel zu erzählen, bei einem Bier in der Hand.

Als Hans stolz erzählte, dass er nun wieder eine Partnerin hätte und Gerald interessiert nachfragte, zeigte Rudi auf seine neue Freundin. Da sah er, dass sich der schöne Rudi zwischenzeitlich auf seinen Platz niedergelassen, sein Jackett ausgezogen und über den Sessel gehängt hatte, so als wäre es seiner und die Frau neben ihm die seine. Gerald saß das Zucken in Hans Gesicht.

„Pass auf, Hans", sagte er, „der ‚schöne Rudi' ist ein ganz Durchtriebener. Der hat's faustdick hinter den Ohren. Der ist so notstandig, der brat' alle an. Dem ist ganz egal wie alt eine ist oder wie sie ausschaut. Der kann halt einfach nicht alleine sein. Der hat mindestens mit der Hälfte aller Damen im Saal schon was gehabt. Der wird auch von keiner mehr, die in kennt, zum Tanzen aufgefordert, weil sich keine die Blöße geben will, für eine Woche seine Trophäe zu sein."

„Was soll ich tun, Gerald, was ratest du mir denn?"

„Ach Hans, was soll ich dir den schon raten. Wenn eine Frau so blöd ist, dass sie auf den Rudi reinfällt, dann ist sie es eh nicht wert, dass man mit ihr beisammen ist!"

An Hans Gesichtsausdruck konnte Gerald ablesen, dass seine Worte wohl nicht die passenden gewesen waren.

„Kannst dich noch erinnern, Hans", meinte er daraufhin schnell, „wie wir als Jugendliche solche Probleme gelöst haben? Wenn bei einem Zeltfest die Burschen aus dem Nachbardorf geglaubt haben, sie müssen unsere Mädchen anbraten?"

Da war plötzlich ein Lächeln auf Hans Lippen. „Genau. Ich hab dann immer den „Irren" gegeben. Ich hab so getan als würde ich toben und hab geschrieen: „Haltet's mich z'rück, haltet's mich z'rück, sonst gibt's ein Blutbad!" Und du und die anderen haben dann so getan als ob ihr mich zurückhalten würdet's. Das hat immer gewirkt. Die Quertreiber haben dann immer schnell das Zelt verlassen!".

Beide lachten.

„Du, Hans, sollen wir das wieder machen beim schönen Rudi?"

Hans dachte einen Moment nach, dann winkte er ab: „Nein, das würde wahrscheinlich beim Rudi wirken, aber bei meiner Freundin leider auch. Dann wär's aus. Aber danke noch einmal für das Angebot."

„Hans, wir müssen jetzt weiterspielen. Weißt was, ich komm in der nächsten Pause zu euch. Und das nächste Lied widme ich euch beiden. Wie heißt denn deine Holde?"

„Elfi."

Da hatte Gerald auch schon die nächste Nummer „für den Hans und seine Elfi" angesagt und losgespielt.

Er war nicht schnell genug auf seinen Platz zurückgekommen, denn der „schöne Rudi" hatte die Elfi schon auf das Parkett gezogen und sie fest an sich gedrückt. Elfi sah etwas unsicher zu ihm her, aber sie tanzte weiter.

Da wusste er, dass er etwas tun musste.

Er dachte an Miltensons Worte, daran, dass es normal und notwendig sei, wenn sich ein Paar neu finde, dass dann neue Regeln gemeinsam ausgehandelt werden müssten, so nach dem Motto: Was ist jetzt erlaubt, was nicht? Wo war die Grenze anderen gegenüber, um die Paarbeziehung zu schützen? Für ihn war klar: Der erste und der letzte Tanz gehört immer dem Partner; nicht mehr als drei Tänze mit anderen Männern; kein Hinterngegrapsche; und auf keinen Fall sich in die Sektbar einladen lassen.

Elfi sah das komplett anders: Aus Höflichkeit könne man niemanden einen Tanz abschlagen, ganz egal wie viele er wolle; Sektbarbesuche inklusive. Nur das mit der Hand am Hintern hatte sie verstanden, aber gleichzeitig angemerkt, das würde nichts bedeuten und das würden viele Tänzer so machen.

Man hatte sich also auf keine gemeinsamen Regeln geeinigt. Daher musste eine andere Lösung her.

Da spürte er plötzlich Rudis Jacke in seinem Kreuz. Vorsichtig durchwühlte er mit seinen beiden Händen die Jackentaschen, seinen Blick stets unauffällig auf die Tanzfläche gerichtet.

Zunächst ertastete er ein Ausweisetui und fischte es vorsichtig mit zwei Fingern heraus. Aber da war noch was, zwei eckige Dinge. Sie entpuppten sich wenig später als Schachteln.

„Schau an, schau an. Das ist es", schoss es Hans durch den Kopf, und mit einem Mal war seine schlechte Stimmung verflogen.

Es hatte ihn zwei Euro gekostet, Michele, die 8jährige Enkeltochter der Wirtsleute zu überreden, die Ausweispapiere zur Band zu tragen und um eine Funddurchsage zu bitten. Dann hatte er Gerald noch ein Zeichen gegeben, ehe der in der nächsten Tanzpause folgende Durchsage machte: „Kurz aufgepasst, Freunde. Es wurden Ausweispapiere gefunden, in einem grünen Etui. Derjenige, der sie vermisst, wird gebeten, sie bei mir auf der Bühne gegen zwei große Bier auszulösen."

Dann intonierte Geralds zweite Bubenhälfte einen Tusch und schrie seinem Kollegen etwas zu.

„Aja", sagte Gerald dann ins Mikro, „der Karl sagt mir gerade: Bevor bei euch allen das große Suchen beginnt und die Panik ausbricht: Ich könnte ja einmal reinschauen, wem die Sachen gehören!"

Alles blickte gespannt zur Bühne.

„Der Bierspender heißt … Rudi Pommer! Danke Rudi!"

Unter Gelächter eilte der schöne Rudi daraufhin zur Bühne, den Menschen links und rechts ein paar lustige Worte zuwerfend, nahm dann das Etui an sich und gab der Kellnerin ein Zeichen, dass sie den Herrschaften von der Band zwei Bier bringen sollte. Dann ging er wieder zurück zu Elfi, die er auf der Tanzfläche zurückgelassen hatte.

Musik setzte ein, der Tanz ging weiter.

Die nächsten zwei Euro waren die bestangelegten im Leben von Hans. Er drückte sie der ihr Glück kaum fassenden Michele gemeinsam mit zwei anderen Dingen in die Hand und zeigte mit seinem rechten Arm zur Bühne.

Die Kleine verstand, nickte, und machte sich wieder auf den Weg.

Ein Zeichen noch an Gerald, und es konnte losgehen.

Ende des Liedes. Nächste Durchsage.

„Leute, was ist denn mit euch heute los? Ihr verliert ja alle Sachen. Passt nur gut auf euer Herz auf, dass ihr das heute nicht auch noch verliert … Das Krankenhaus Amstetten bittet mich um folgende wichtige Durchsage. Jemand von euch hat wichtige, lebensnotwendige Medikamente verloren (Raunen im Saal). Wenn sich der Eigentümer der Medikamente nicht bald meldet können schwere gesundheitliche Schäden nicht ausgeschlossen werden (erneutes Raunen) … also, was haben wir denn da? Eine Packung Gleitgel … und ein Päckchen … komm Michele, ich kann's ohne Brille nicht lesen … hilf mir bitte … "

Und das Mädchen kam einen Schritt näher, streckte den Kopf vor und las in gebrochenem Deutsch, so wie Zweitklassler halt lesen: „V-I-A-G-R-A".

Dem Raunen war ein Aufschrei, ein schallendes Lachen gewichen. Ausgelassene Heiterkeit machte sich breit. Man wartete gespannt, wer nun zur Bühne gehen und sich die Sachen abholen würde. Doch es ging niemand.

Da nahm Gerald erneut sein Mikrofon zur Hand: „Hm, … Leute, das kann ja nicht so schwierig sein. Denkt doch einmal nach: Wer von euch braucht denn so ein Zeugs? Niemand? Na, vielleicht kann uns die Michele helfen! Michele, weißt du wem die Sachen gehören? Nein? Wo hast du die denn gefunden?... Ach so, die waren bei den Ausweisen dabei!"

Es war der letzte öffentliche Auftritt des „schönen Rudi", wie man einander noch Jahre später erzählte. Keiner wusste, was aus ihm geworden war, und ob er überhaupt noch lebte. Auf Tanzveranstaltungen wurde er zumindest seitdem nicht mehr gesehen.

‚Dr. Miltenson, so löst man bei uns im Mostviertel Probleme', dachte Hans noch, ehe er sich von seinem Platz erhob und auf Elfi zuging. Sie stand dort allein unter lauter Paaren. Da nahm er sie in seine Arme und drückte sie ganz fest an sich.

Wie kann ich einen Eisbären … bremsen?

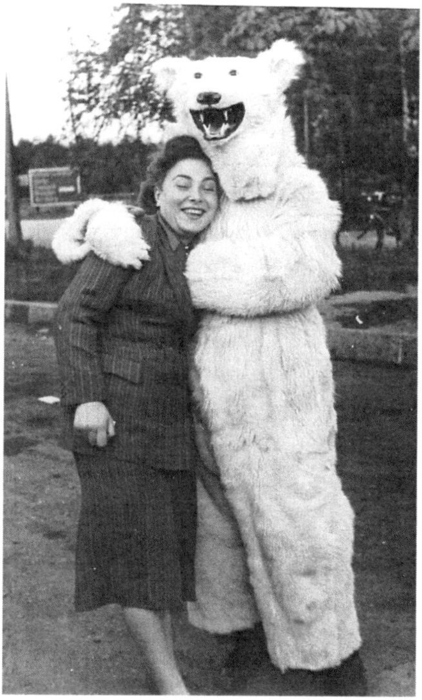

Eisbärstrategie 7: „Ian Sterling beobachtete, wie sich ein Weibchen mit hochgestrecktem Hinterteil durch eine Eisrinne schob und so einen „Eisberg" vortäuschte. Inuits erzählen, dass Nanook sogar einen Schneeblock vor sich herschiebe, um nicht erkannt zu werden."

„Kommt ein Mann an seinem ersten Arbeitstag in einem Fotogeschäft in Steyr in die Arbeit und grüßt den Chef: „Guten Morgen, Herr Hartlbauer“. Als er zu Mittag in die Pause geht sagt er zum Chef: „Mahlzeit, Herr Hartlbauer“, und abends, als er das Geschäft verlässt, sagt er: „Guten Abend, Herr Hartlbauer!“. Da sagt der Chef zu ihm: „Morgen brauchen Sie gar nicht erst wiederkommen!“ Der Mann schüttelt den Kopf und meint zu sich selbst: „Unglaublich, jetzt ist mir das Selbe passiert, wie letzte Woche bei der Foto Qualle!“

Miltenson hatte die Skepsis des Mannes schon bemerkt, als er den Witz zu erzählen begann; nunmehr, da er damit zu Ende war und keinerlei Gemütsregung bei seinem Gegenüber ausgelöst hatte, nicht mal ein kleines Schmunzeln, wusste er, dass die Pointe total in die Hose gegangen war. Er fand den Witz scheinbar weder lustig, noch verstand er, worauf der Therapeut hinauswollte:

„Aber ich arbeite doch nicht beim Hartlbauer!“

Momente wie dieser waren für Miltenson das harte Brot des therapeutischen Alltags. Man musste ständig probieren, auf welche Art und Weise man den Klienten erreichen konnte; manchmal auf direktem Weg, manchmal eben auf indirektem Weg mittels eines Witzes, eines Vergleichs oder einer Metapher.

Dieser Mann brauchte es scheinbar direkt.

„Das ist mir schon bewusst, Herr Berger, dass Sie nicht in der Fotobranche arbeiten.“

„Getränkeherstellung. Ich arbeite seit 3 Tagen in der Getränkeherstellung wie ich schon sagte, nicht in der Fotobranche. Ich bin Hilfsarbeiter im Akkord, 3-Schichtbetrieb, und nehme Flaschen vom Förderband und befülle damit Kisten, ehe sie der Staplerfahrer wegführt."

„Er hält mich bestimmt für einen ahnungslosen Idioten", dachte Miltenson und versuchte, die Situation noch zu retten: „Ich wollte Ihnen mit diesem Witz nur versinnbildlichen, dass es einen Grund geben muss dafür, dass Sie in letzter Zeit so viele Jobs angetreten und wieder abgebrochen haben!"

„Sie denken also, es liegt an mir? Die Kontrollärztin von der Gebietskrankenkassa hat das auch zu mir gesagt, allerdings ohne blöden Witz. Die hat geglaubt, ich will einfach nur krankfeiern und nicht arbeiten gehen. „Herr Berger", hat sie dann gesagt, „entweder Sie nehmen jetzt bald einmal therapeutische Hilfe in Anspruch, oder Sie stellen einen Antrag auf I-Pension wegen ihrer Angstzustände." Stellen Sie sich das einmal vor: Die will mich in I-Pension schicken, mit 43 Jahren!" Berger sah Miltenson finster an.

„Herr Berger", ruderte Miltenson zurück, „ich wollte damit keinesfalls zum Ausdruck bringen, dass ich glaube, dass Sie nicht arbeiten wollen; ich wollte damit lediglich andeuten, dass es einen Grund für Ihre Angstzustände geben muss!"

Berger dachte kurz nach. Dann fragte er: „Und der wäre?"

„Ich weiß es noch nicht, aber wir werden es noch rausfinden. Herr Berger, Sie waren in den letzten Jahren immer wieder längere Zeit arbeitslos, haben dann kurzfristig immer wieder gearbeitet, ehe Sie die Panikattacken stets nach wenigen Tagen gezwungen haben, den Job wieder an den Nagel zu hängen. Zweimal sind Sie auch deswegen in der Probezeit gekündigt worden – haben Sie mir erzählt."

Berger nickte. „Na und?"

„Ich kann mir vorstellen, dass es bei so vielen Frusterlebnissen nicht leicht für Sie ist, jedes Mal wieder einen neuen Job anzutreten. Sie müssen doch Angst davor haben, dass sich die Geschichte wiederholt, dass die Panikattacken wieder auftauchen und Sie deswegen wieder den Job verlieren. Ist doch so, oder?"

Jetzt fühlte sich der Klient scheinbar zum ersten Mal von Miltenson verstanden, denn er nickte kurz.

„Ich bewundere Ihre Hartnäckigkeit und ihren Willen, das scheinbar Unmögliche möglich zu machen. Für mich sind Sie ein Stehaufmännchen." Miltenson sah, dass Berger angesichts der Metapher erneut zum Protestieren ansetzte; er wiegelte mit einer schnellen Handbewegung ab und ergänzte: „natürlich nur rein symbolisch gesprochen!"

„Wie haben Sie denn das überhaupt geschafft, Ihre Angst zu überwinden und in die Fabrik reinzugehen?"

„Schau'n sie, es stimmt: Es war verdammt schwer. Ich hatte in der Nacht davor kein Auge zugetan. Ständig musste ich an meine letzten Arbeitsstellen und an meine Panikattacken denken. Ich fürchtete schon den Morgen. Ich bin schon früh aufgestanden, hab mich fertiggemacht, meine Arbeitskleidung und meine Jause eingepackt und bin dann zur Firma gefahren. Im Auto hatte ich dann dieses beklemmende Gefühl. Am Firmenparkplatz habe ich mich dann eingeparkt, hab auf die Uhr geschaut: Ich war fast eine Stunde zu früh. Ich hab mir gedacht: ‚Kommst besser zu früh als zu spät'. Dann bin ich ausgestiegen. Bevor ich noch auf dem Werksgelände war habe ich mich schon zweimal übergeben müssen. Der Portier hat mir dann den Weg zu meinem Arbeitsplatz beschrieben. Als ich in der Halle angekommen bin haben mich die Kollegen von der Nachtschicht nur dumm angeschaut, weil ich so früh da war. Ich hab mich zunächst in eine Ecke gesetzt und hab ihnen zugesehen. Der Lärm war anfangs unerträglich. Da hab ich mir dann aus einem Papiertaschentuch Ohrstöpsel gedreht, dann ist es einigermaßen gegangen. Die anderen haben mich völlig entgeistert angesehen, so als ob ich von einem anderen Planeten kommen würde. Wie dann der Schichtführer von der Frühschicht gekommen ist, hat er mir kurz alles gezeigt was ich tun muss. Er war schnell damit fertig, denn in Wirklichkeit ist es eine Deppenarbeit: mit beiden Händen die Flaschen vom Förderband nehmen und in Kisten einfüllen. Wenn alle Kisten voll sind dem Staplerfahrer ein Zeichen geben, dass er die vollen Kisten wegführt und wieder neue, leere Kisten bringt. Das ist alles."

„Mit welcher Einstellung haben Sie denn dann die Arbeit begonnen?"

Berger sah ihn erneut entgeistert an: „Wie … welche Einstellung? Ich will immer das Beste geben."

Miltenson erläuterte, dass er wissen wolle, mit welcher Geschwindigkeit er die Arbeit aufnahm.

Berger schilderte: „Na, mit der Geschwindigkeit, mit der das Band läuft halt!“

„Und was, wenn Sie offensichtlich schneller mit dem Flaschenwegräumen sind als das Band Flaschen bringt?“

Jetzt sah Berger Miltenson fast mitleidig an. Er dachte wohl, dass Miltenson keine Ahnung davon hatte, wie es in einer Fabrik zugehen würde: „Na, dann dreht der, der vor mir die Flaschen zustöpselt das Band schneller!“

„Heißt das: Wenn Sie schneller arbeiten muss der Mann vor Ihnen auch schneller arbeiten?“

„Ja, was glauben Sie denn!“

Miltenson überlegte kurz, ob er eine Bemerkung fallen lassen sollte, dass die beiden Männer so etwas wie „kommunizierende Gefäße“ seien, entschloss sich aber ziemlich rasch diesen Vergleich lieber fallenzulassen.

„Und ist das auch passiert, dass das Band schneller gedreht wurde?“

Jetzt sah Berger fast ein wenig stolz aus: „Na selbstverständlich! Nach einer Stunde ist der Werksleiter gekommen. Wie er gesehen hat wie schnell und fleißig ich war hat er den Mann vor mir angeschnauzt, dass er doch das Band schneller drehen sollte. Zeit ist Geld, überall auf der Welt!“

‚Na, da wird dein Vordermann aber eine Freude mit dir gehabt haben, wenn du ihn so ins Schwitzen bringst und du als Anfänger dem Werksleiter zeigst, was alles mit ein bisschen Willen möglich wäre‘, dachte Miltenson. Er verkniff sich jedoch eine diesbezügliche Bemerkung, da er ahnte, dass sie bei seinem Gegenüber nicht gut ankommen würde.

„Herr Berger, haben Sie diese hohe Geschwindigkeit die ganze Schicht über durchgehalten?"

Berger stieß durch die Nase Luft aus: „Na sicher, obwohl es schwer war. Die letzte Stunde hatte ich wieder dieses Panikgefühl, hatte Angst dass ich nicht durchhalte. Ich habe dagegen angekämpft, und ich habe es mit letzter Kraft auch geschafft. Ich wollte unbedingt meine Leistungsbereitschaft zeigen, ich wollte denen zeigen, dass ich den Job unbedingt haben will!"

„Und", erwiderte Miltenson, „denken Sie, ist ihnen das auch gelungen?"

Berger zuckte mit den Schultern. „Was weiß ich, die haben doch nicht mit mir geredet!"

„Auch nicht in der Pause?"

„Nein, da sind die alle in den Aufenthaltsraum gegangen. Ich bin aber beim Band stehengeblieben, hab' auf meine Jause verzichtet. Ich hab mir den Besen genommen und habe zusammengekehrt. Die anderen haben nur blöd durch die Glasscheibe geschaut und miteinander geredet. Ich konnte es zwar nicht hören, was sie gesprochen haben, aber die haben sich sicherlich über mich unterhalten. Ich glaube, die haben über mich gelacht. Aber das ist mir egal."

„Wie ist es Ihnen dann die nächsten beiden Tage gegangen?"

„Schlecht. Ich war total fertig, hab wieder nicht schlafen können. Vollgepumpt mit Medikamenten gegen Angst ist es dann aber so einigermaßen gegangen.

Aber ich hatte permanent Angst, dass mir die Kraft ausgeht. Ich glaube, lange halte ich den Job nicht mehr durch. Es geht einfach körperlich nicht. Die Angstattacken sind zu stark, trotz der Medikamente!"

‚Wie ein Sprinter, der einen Marathon läuft und nach einigen Kilometern aufgibt', dachte der Therapeut. Aber er entschloss sich, auch diesen Gedanken nicht mit dem Klienten zu diskutieren, da er ansonsten lediglich Widerstand erzeugt hätte.

Miltenson dachte an seine Studienzeit zurück; daran, wie er sich in den Ferien mit diversen Ferialjobs Geld fürs Studium dazuverdienen musste. Er kannte Schichtarbeit aus eigener Erfahrung, auch Fließbandarbeit. Aber vor allem kannte er die Regeln, die in solchen Betrieben galten.

„Herr Berger, ich hätte da eine Frage an Sie ... Spielen Sie Karten?"

Da war es wieder, dieses entgeisterte Gesicht, aber es antwortete: „Ja, Bauernschnapsen, aber was hat das mit meinen Angstzuständen zu tun?"

Miltenson war entschlossen, sich diesmal nicht aus seinem Konzept bringen zu lassen: „Hören Sie mir jetzt einfach nur zu und unterbrechen Sie mich nicht. Stellen Sie sich folgende Situation vor: Sie gehen am Sonntag in ein Gasthaus ... ich weiß, das tun sie nicht wirklich, aber stellen sie es sich doch bitte einmal nur vor. Sie nehmen an einem Tisch Platz, an dem Karten gespielt wird. Man fragt Sie, ob sie mitspielen wollen. Sie bejahen erfreut. Die Karten werden gemischt und ausgeteilt. Sie spielen aus. Jede

Ihrer Karten wird gestochen. Sie protestieren, da sie sich im Recht fühlen. Ihr Protest hat keine Chance. Sie gewinnen nie; erste Angstzustände tauchen auf. Da bemerken Sie plötzlich, dass an diesem Tisch scheinbar nicht bauerngeschnapst wird. Sie fragen nach, um welches Spiel es sich handelt, und Sie erfahren: es ist Kanaster. Sie lassen sich die Regeln erklären, spielen mit - und beginnen zu gewinnen. Wie fühlen Sie sich dann?"

„Na wie soll ich mich dann schon fühlen? Gut werde ich mich fühlen!"

„Und was ist dann mit Ihren Angstzuständen?"

„Na, die sind dann weg!"

Miltenson nickte, sagte aber nichts mehr. Stille.

Da sprach Berger: „Sie meinen, die Kollegen spielen ein anderes Spiel als ich?"

Miltenson nickte nur.

„Und wie geht das Spiel?"

Jetzt zuckte der Therapeut mit den Achseln: „Was weiß ich; finden Sie's doch einfach heraus! Eine reizvolle Idee, nicht?"

„Und wie soll das gehen?"

„Zunächst müssen Sie einmal in den Kreis der Spieler aufgenommen werden. Herr Berger, Was tut man wenn man in ein Wirtshaus kommt und beim Bauernschnapsen oder sonst einem Spiel mitspielen will?"

„Man fragt, ob man mitspielen kann?", fragte Berger unsicher.

„Am Kinderspielplatz vielleicht, aber im Wirtshaus zahlt man den Spielern zuerst eine Runde Bier!"

„Sie meinen, ich soll meinen Kollegen eine Runde zahlen?"

„Ja, Herr Berger. Im Berufsleben nennt man so etwas „einen Einstand zahlen". Erst dann wird man in die Kollegenschaft aufgenommen. Haben Sie das etwa nicht gewusst?"

Berger sah etwas beschämt zu Boden.

„Morgen nehmen sie einfach ein paar Bier in die Arbeit mit und geben Sie sie den Kollegen mit den Worten: „Das hier ist mein Einstand!", aber machen Sie um Gottes willen keine große Sache daraus, o.k.?"

Berger zweifelte scheinbar an der Sinnhaftigkeit der Aktion, aber er getraute sich dem Therapeuten nicht zu widersprechen. Er beschloss, es morgen versuchen zu wollen.

Der Arbeitsbeginn war am nächsten Tag für Berger ein anderer. Er war zwar müde und aufgeregt, aber seine Gedanken galten nicht mehr seiner Angst, sondern einzig und allein dem sogenannten „Einstand".

Er hatte 5 Biere von zuhause mitgebracht, in seiner Tasche versteckt. Kurz vor Schichtbeginn drückte er jedem seiner Kollegen mit den Worten „Das ist mein Einstand" ein Bier in die Hand. Er wollte schon wieder umdrehen und zum Band gehen, als ihm der erste ein „Danke!" nachschrie. Er drehte sich um. Sie streckten ihm ihre Hände entgegen: „Ich bin der Rudl, ich der Hans usw. Und wie heißt du?" „Erich", stammelte er, „ich bin der Erich!".

„Du Erich, weißt was, das Bier trinken wir nach der Schicht gemeinsam. Bei uns herrscht nämlich während der Arbeit strenges Alkoholverbot!"

‚Das auch noch', schoss es Erich durch den Kopf, ‚und ich Idiot hör auf den Miltenson.'

„Und noch eins", sagte dann der Hans, „fahr ein bisserl mit dem Tempo runter, das hältst nie und nimmer durch wenn du länger bei uns bleiben willst. Und außerdem machst uns damit Druck vom Werksleiter. Ok? Und in der Pause lässt das blöde Zusammenkehren sein und kommst mit uns in den Aufenthaltsraum. Da spielen wir dann immer Karten."

„Kanaster?"

„Blödsinn, Bauernschnapsen. Kannst das eh?"

Berger nickte, gleichzeitig dachte er an Miltenson: „Kanaster! Dass ich nicht lache! So ein Idiot aber auch. Der versteht vielleicht was von der Fotobranche, aber nichts von der Getränkeerzeugung, der Herr Mülltenson!"

Er war so in Gedanken versunken, dass er gar nicht bemerkte, wie ihm eine Last abfiel, er sich augenblicklich zu entspannen begann und an diesem und den folgenden Tagen angstfrei blieb.

Wie kann ich einen Eisbären … entangsten?

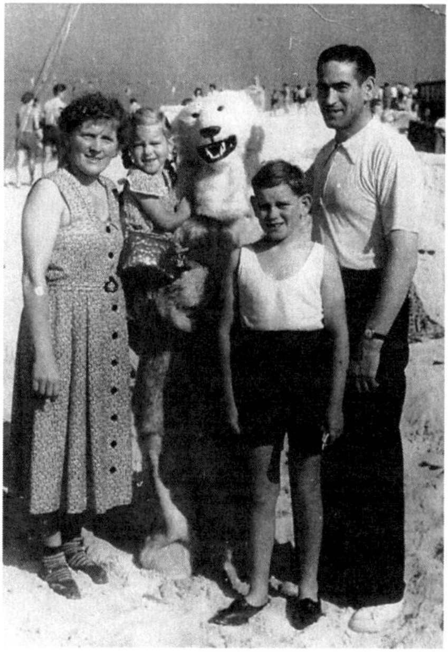

Eisbärstrategie 8: „Im Sommer gehen sie auf ‚Wasserpirsch'. Die Bären ‚spionieren' die Ruheplätze und Atemlöcher der Robben aus, schwimmen oder tauchen den mutmaßlichen Aufenthaltsort ihrer Beute an (Tauchzeit bis 72 Sekunden) und springen unvermittelt aufs Eis."

Er war den langen Weg von Linz zu Miltensons Hausboot in einem durchgefahren - Landstraße natürlich, denn Autobahnen waren undenkbar. Zug ebenso. Er brauchte die Illusion, jederzeit anhalten zu können, um Ortsveränderungen einigermaßen auszuhalten. Er überstand sie zwar jedesmal, aber unter Höllenqualen. So hatte er eines Tages beschlossen, Reisen künftig zu vermeiden.

Allein schon dieser Gedanke hatte ihn beruhigt und ihm in diesem Moment das Gefühl von Sicherheit vermittelt. Er hatte sein Vermeidungsprinzip schließlich so lange auf alle Bereiche seines Lebens übertragen, bis er das Haus nur noch verließ, wenn es wirklich unumgänglich war. Einkaufen zu gehen war ihm ein Gräuel, und er schob es zunächst so lange hinaus, bis im Kühlschrank gähnende Leere war und sein Hunger ihn auf die Straße trieb. Er fühlte sich wie ein verängstigtes Tier, mied Menschenansammlungen wie soziale Kontakte generell.

Langsam gingen ihm die Ausreden aus, mit denen er seinen letzten verbliebenen Freunden begründete, warum er am Wochenende nicht mit ihnen um die Häuser ziehen konnte. Er täuschte so lange unterschiedliche Krankheiten vor bis er sich schließlich einbildete, wirklich krank zu sein. Er wusste zwar, dass er nicht wirklich krank war, eher einsam, aber er verstand nicht, was mit ihm passierte.

Sein Aktionsradius war zuletzt so klein geworden, dass er im Laufe der Zeit Probleme bekommen hatte, den Weg zur Arbeit zu bewältigen. Schon Sonntagabend fing es an: Allein der Gedanke an den nächsten Tag ließ Übelkeit in ihm aufsteigen. In solchen Nächten schlief er dann schlecht. Albträume kamen auf Besuch und brachten Panikattacken mit. Nun waren sie also in seinen letzten sicheren Ort, seine Wohnung eingedrungen. Er fühlte sich ohnmächtig und als Gefangener in den eigenen vier Wänden, zuletzt auch als Gefangener im eigenen Körper.

Er verlor schließlich die Arbeit und war froh darüber. Der Gang zum Arbeitsamt war schwer für ihn und machte ihm Druck. Er brauchte Wochen, um der Dame zu vermitteln, dass er nicht arbeitsfähig sei. Da wollte sie ihn in einen Kurs stecken. Dies verstärkte seine Symptome aufs Neue. Man drohte ihm, dass man ihm für einen Monat sein Arbeitslosengeld streichen würde wenn er sich nicht fügen würde. Es war ihm egal.

Seine Eltern zeigten sich ob seines Zustandes zunächst verständnisvoll, aber als es nicht besser wurde zunehmends besorgt. Sie führten stundenlange Gespräche mit ihm, redeten ihm gut zu, und schleppten ihn von einem Arzt zum anderen.

Nun nahm er Medikamente. Sie halfen zwar kurzfristig, aber er merkte, wie er nach und nach von ihnen abhängig wurde. Zuerst nahm er sie nur bei „Angstattacken", später, entgegen dem Rat der Ärzte, auch schon „präventiv".

Da er sich außerstande sah, einfachste Hausarbeiten zu verrichten wurde er auch immer mehr von seinen Eltern abhängig. Gut, dass sie die Wohnung neben ihm hatten, so war es für Mutter ein Leichtes, für ihn zu waschen, zu kochen und einkaufen zu gehen.

Sein Tagesablauf bestand im Wesentlichen aus Fernsehen, Internetsurfen und Radiohören. Er schlief bei Tag und war bei Nacht aktiv. Er fühlte sich wie ein Hamster im Rad, unfähig, daraus auszubrechen.

Es war reiner Zufall, dass er Miltenson im Radio sprechen hörte. Der Therapeut war vom Regionalsender eingeladen worden, über das Thema „Angst" zu sprechen. Er hatte provokante Aussagen getätigt und die Hörerschaft aktiviert. Noch nie zuvor hatte es dermaßen viele Anrufer gegeben, die mit ihm live auf Sendung sprechen wollten. Dadurch erfuhr er, dass er mit seinem Problem scheinbar nicht alleine war.

Er konnte es sich später nicht erklären, warum er es tat, aber er hatte zum Handy gegriffen und die Nummer der Talkline gewählt. Er hörte eine Stimmer etwas zu ihm sagen, aber er verstand die Bedeutung der Worte nicht. Er schien in einem tranceartigem Zustand.

Er merkte nicht, dass er live auf Sendung war, zu vertraut war ihm die Stimme der Moderatorin. Ihm war, als würde er mit dem Radioapparat sprechen, den er unentwegt anstarrte.

Miltenson hatte eine warme, weiche Stimme. Der Mann hatte gerade erst begonnen, sein Leid zu schildern, als ihn der Therapeut sanft unterbrach und ihn fragte, wie er es geschafft habe, seine Angst vor Fremden zu überwinden und beim Radiosender anzurufen. Der Mann war verwirrt, wollte eigentlich mit der Beschreibung seines erbarmungswürdigen Zustands fortsetzen, aber Miltenson wiederholte die Frage aufs Neue, immer und immer wieder.

Der Mann dachte nach. Die Radiomoderatorin wurde ungeduldig, wollte einen neuen Anrufer live zuschalten, aber Miltenson stoppte sie, indem er meinte, dieser Anrufer liege ihm sehr am Herzen, man solle ihn reden lassen, schließlich entdecke er gerade seine Fähigkeit, die Angst zu überwinden, und dies sei auch für alle anderen Hörer lehrreich.

Der Mann fand zwar keine Antwort auf die Frage, aber bevor man die Liveschaltung beendete fragte er noch: „Dr. Miltenson, kann man auch zu Ihnen nach Amstetten zur Therapie kommen?"

Der Therapeut wusste, dass nun rasches Handeln angesagt war, also fragte er: „Wann können Sie bei mir sein?" Der Anrufer zeigte sich erneut irritiert, und fragte nach wie das gemeint sei. Miltenson antwortete: „Sie sagten doch vorhin, Sie seien aus Linz. Ich brauche von St.Pölten, wo ich jetzt gerade hinter dem Mikrofon sitze, zu meinem Hausboot eine gute halbe Stunde. Wenn Sie sich also gleich ins Auto setzen werden wir beide ziemlich gleichzeitig bei meinem Hausboot an der Donau eintreffen. Also, bis dann!"

Die Moderatorin machte noch schnell ein paar billige Witzchen über Arbeitsvermittlung für Therapeuten, ehe sie noch kurz einen Song anspielte. Dann kam auch schon der Jingle, der das Ende der Sendung ankündigte.

Der Mann war daraufhin aufgestanden und zu seinem Auto gegangen.

Er hatte sich Miltenson älter vorgestellt, nicht als Endvierziger. Aber seine Stimme hatte etwas Vertrautes, nicht nur weil er sie zuvor im Radio gehört hatte. Sie ermutigte ihn zu erzählen, was ihn dazu bewogen hatte, sich nun in therapeutische Behandlung zu begeben.

Eigentlich war die Frage als Fortführung der im Radio gestellten Frage nach seinem Wunsch und seinen Ressourcen, nach Veränderung des Zustandes gedacht gewesen, aber der Mann hatte sie anders, wie alle Angstklienten, als Aufforderung zur umfassenden Schilderung seiner Symptomatik verstanden.

Miltensons wertete die Schilderungen als verzweifelte Mitteilungen über den Wunsch nach Veränderung, ließ ihn zunächst gewähren, ehe er versuchte, weg von der reinen Symptombeschreibung hin zu einer Perspektive der Veränderung zu kommen. Doch was er auch tat, der Mann sah sich außerstande, auch nur die kleinste Kleinigkeit an seiner Situation zu verändern. Seine Angst davor war größer als seine Sehnsucht nach Veränderung.

Also beschloss Miltenson, das Beharren auf Unveränderlichbarkeit der Situation für eine Veränderung der Situation zu nutzen.

„Also, Herr Gräfe, wenn ich Sie richtig verstehe, schließen sie jede Möglichkeit, selbst etwas zur Veränderung der Situation tun zu können, entschieden aus (der Mann nickte). Ich schlage daher vor, dass wir die Auswirkung Ihrer Entscheidung, Ihr Leben so wie bisher fortzuführen, alles Neue zu vermeiden, bis ins kleinste Detail durchbesprechen, damit Sie wenigstens in diesem Bereich Sicherheit bekommen, wie sich Ihr Leben weiterhin gestalten wird und Sie so keine Angst davor entwickeln müssen."

Dem Mann war nun sichtlich unwohl, er rutschte auf seinem Sessel hin und her, aber er konnte dem Angebot des Therapeuten nichts entgegensetzen. Zu schlüssig klang der Vorschlag.

Also begann Miltenson, die nächsten Jahre des Mannes zu skizzieren:

„Wie gesagt: Sie werden so weitermachen wie bisher, und nichts an Ihrem Leben verändern, auf keinen Fall Ihr Vermeidungsverhalten, stimmt's?" Der Mann nickte. „Das heißt, Ihre Mutter wird weiterhin für Sie kochen, waschen und einkaufen. Sie werden also abhängig bleiben." Der Mann nickte erneut. „Gut. An arbeiten gehen ist künftig nicht mehr zu denken, stimmt doch? Erneutes Nicken. „Man wird Ihnen dann das Arbeitslosengeld streichen, hm." Besorgtes Nicken. „Das macht aber nichts, dann bekommen Sie irgendwann Sozialhilfe." Erleichtertes Nicken. „Ach nein, da wird wohl nichts daraus … " Erstaunte Blicke. „ Dazu müssten Sie ja auf's Sozialamt gehen, um den Antrag zu stellen, das geht ja nicht." Enttäuschte Blicke, Kopf wird zu Boden gesenkt. „Aber immerhin: Sie haben ja noch Eltern, die Ihnen aushelfen können, oder?" Nicken. „ Darf ich fragen, wie alt diese sind?" Der Mann gibt Auskunft: 53 und 55 Jahre. „ Das ist gut. Ich hoffe, sie sind auch noch bei guter Gesundheit" Der Mann nickt. „Ich würde Ihnen raten, alles dafür zu tun damit dies auch so bleibt!" Erstaunte Blicke. „Ich meine damit, dass Sie dafür sorgen sollten, dass Ihre Eltern einen gesunden Lebenswandel führen. Ihre Eltern rauchen doch nicht etwa? Aha, ihr Vater schon? Das ist schlecht! Sie müssten es ihm abgewöhnen! Stellen Sie sich vor: Er stirbt nächstes Jahr an Lungenkrebs! Was wird dann aus Ihnen? Wie sollen Sie und Ihre Mutter dann von einer kleinen Witwenpension leben können? Nein, soviel Egoismus auf Seiten Ihres Vaters können Sie sich nicht leisten. Sie werden heute heimfahren müssen und ihm gehörig die Leviten lesen." Der Mann protestiert. „Das geht nicht? Warum denn nicht? Ach ja, ich verstehe: Man beißt die Hand nicht, die einem füttert! Sie sind ja von ihm abhängig und dürfen es sich mit ihm nicht verscherzen. Sie werden in Zukunft lieb sein müssen zu ihm. Auf keinen Fall dürfen Sie ihn provozieren oder gar mit ihm streiten. Haben Sie mich verstanden?" Der Mann zeigt sich verwirrt, will protestieren, unterlässt es dann aber. „Sie dürfen ihn keinesfalls aufregen, denn jede Aufregung könnte ihm zu schaffen machen. Im Gegenteil, Sie müssen, so lange sie abhängig sind, alles dafür tun, dass ihm sein Leben Spaß macht. Frage: Möchte Ihr Vater Enkelkinder?" Der Mann nickt. „Dann gehen Sie heim und bringen ihm welche!" Der Mann schüttelt den Kopf. „Ich verstehe, dazu bräuchten Sie ja eine Freundin, und die haben Sie nicht (Mann nickt). Hm, das wird schwierig. Sie gehen ja nicht außer Haus – da können Sie auch keine Frau kennenlernen." Kopfschütteln. „Sie können nur hoffen, dass es eines Tages an Ihrer Tür läutet, Sie öffnen und stellen fest, dass Sie eine neue, fesche Briefträgerin haben. Und die verliebt sich dann in Sie und will ein Kind von Ihnen. Oder besser: mehrere, denn auch wenn's unwahrscheinlich ist: Einem Kind könnte ja auch was zustoßen, und da ist es besser, wenn man ein's in Reserve hat." Verabscheuende Blicke. „Oder Sie adoptieren ein Kind, am besten aus dem Ausland! Vielleicht eins aus Afrika, da geht es am leichtesten! Nein, warten Sie: Das geht auch nicht; dazu müssten sie ja dorthin fliegen, und wie sollte das gehen, wenn Sie das Haus nicht mehr verlassen. Hm … und wenn Sie ein Kind haben: Sie müssten mit ihm ja zum Spielplatz gehen, es in den Kindergarten bringen, zur Schule, zur Ministrantenstunde usw. das geht gar nicht. Am besten wäre es, Sie würden das Kind zu Hause einsperren. Aber Sie müssten verhindern, dass das Kind Kontakt zu Ihren Eltern hat, denn es könnte sich ja bei ihnen beklagen. Und dann gäbe es Streit. Und Streit können Sie sich ja nicht leisten. Wissen Sie was? Am besten wäre: gar kein Kind. Und wenn Sie Ihr Vater einmal darauf anspricht, ob Sie ihn nicht doch einmal zum Großvater machen wollen, dann sagen Sie einfach, dass Sie zeugungsunfähig sind, wegen der vielen Medikamente die Sie nehmen. Das muss er Ihnen dann glauben … Ja, ich glaube, so könnte es gehen … "

Der Mann fühlte sich scheinbar nicht mehr wohl auf seinem Stuhl. Blut war ihm in sein käsiges Gesicht (kaum Tageslicht!) eingeschossen. Nun leuchtete es rot vor lauter Ärger. Aber sein Mund hatte keine Argumente, um dem Therapeuten zu widersprechen.

Miltenson begann nun, seine Provokation zu finalisieren: „Ein ernstzunehmendes Problem sehe ich allerdings auf Sie zukommen: die Biologie! Dagegen sind wir machtlos. Ihre Eltern werden irgendwann einmal das Zeitliche segnen, rein statistisch gesehen ca. 20 Jahre vor Ihnen. Das wird verdammt hart für Sie!" Kopfschütteln, allerdings nun vom Therapeuten. „Sie sind dann ganz allein auf dieser Welt, selbst lebensunfähig, und haben keinen mehr, der Sie pflegt und betreut wie jetzt. Was machen wir da? Was wird dann sein? Sie haben sich darüber sicherlich schon Gedanken gemacht, oder?" Der Mann nickt; er zeigt deutlich, dass er noch keine Lösung für das Problem gefunden hat. „Aha, ich sehe, das ist eine Angst von Ihnen." Nicken. „Das wird auch die große Angst Ihrer Eltern sein: Was wird aus dem Buben, wenn wir einmal nicht mehr sind? Der ist doch nicht lebensfähig allein! Das beweist er uns doch jeden Tag auf's Neue! ... Arme Eltern: Die kriegen so jeden Tag das Gefühl vermittelt, als Eltern versagt zu haben … Sie wissen ja: Das Ziel von Erziehung ist, dass man als Eltern erreicht, dass das Kind selbständig wird und einen nicht mehr braucht. Ihre Eltern werden dieses Gefühl nie kennenlernen. Sie leben jetzt schon als Versager und werden als Versager sterben. Kein schöner Gedanke! Bei dem allen, was sie für Sie gemacht haben und immer noch machen hätten die sich wohl ein besseres Ende verdient. Wahrscheinlich streiten sie sich täglich, wer in der Erziehung so versagt hat und schieben sich gegenseitig die Schuld in die Schuhe. Das kennt man ja … " Der Ärger im Mann schien zu steigen, aber er sagte kein Wort.

„Aber das Schlimmste kommt ja noch: Wenn Ihre Eltern tot sind, wer kümmert sich dann um Sie? Sie selbst, meinen Sie? Verzeihen Sie mir, wenn ich lache: Das können Sie doch jetzt schon nicht, wie sollen Sie das in ein paar Jahrzehnten selbst können? Sie müssen wissen: mit sozialen Fähigkeiten ist es wie mit Muskeln. Wenn man sie nicht täglich trainiert, dann verkümmern sie. Also bitte keine Hirngespinste. Sie werden also nach dem Tod Ihrer Eltern als sozialer Pflegefall enden. Vielleicht haben Sie Glück und kommen mit 50 in ein Altersheim. Da brauchen Sie sich dann um nichts mehr kümmern. Dreimal täglich eine warme Mahlzeit - was will man mehr?"

Der Mann versuchte nun, gegen den Begriff „Sozialer Pflegefall" zu protestieren, aber Miltenson ließ den Protest nicht gelten. Er stellte immer wieder die Frage, was denn - bitteschön - die Alternative wäre. Die Argumente des Mannes - er könne ja versuchen, bis dahin sein Leben auf die Reihe zu bringen - wiegelte der Therapeut stets mit einem „Aber ich bitte Sie!" und einer dazugehörigen abfälligen Handbewegung ab.

Die Stunde war nun fast zu Ende. Miltenson beendete sie, indem er dem Mann auftrug, sich bis zur nächsten Sitzung eine Liste aller Linzer Alters- und Sozialwohnheime zu besorgen. Nur so könne man etwaige Zukunftsängste reduzieren und dem Sicherheitsbedürfnis genüge tun.

Der Mann verließ das Hausboot grußlos. Miltenson sah durch ein Fenster, wie er den Wagen startete und

Vollgas gab, sodass die Kieselsteine in hohem Bogen wegspritzen.

Als der Mann zu Hause angekommen war war er noch immer in Gedanken. Er schloss seinen Wagen ab und wollte auf das Haus zugehen, als er plötzlich stehen blieb, kurz innehielt und sich dann umdrehte. Irgend etwas stimmte hier nicht, aber er brauchte einige Zeit, bis er erkannte, was. Er stand minutenlang vor seinem Wagen und starrte ihn an. Da entdeckte er es plötzlich: Er war den ganzen Retourweg auf der Autobahn gefahren, ohne es zu bemerken. So sehr hatte ihn das Therapiegespräch verwirrt. Und seine Entdeckung verwirrte ihn nun noch mehr: es war bewiesen, dass er das, was er glaubte nicht zu können, doch konnte. Und er wusste augenblicklich, dass dies eine irreversible Erfahrung war, die seine bisherige Angst relativieren und sein Leben ändern würde. Dass *er* sein Leben nun ändern würde.

Er verspürte den Impuls in sich, sich jemandem mitteilen zu wollen und wusste auch schon wen: seinen Eltern. Er würde nun das Haus betreten, zu ihnen hochlaufen und ihnen freudestrahlend von seiner Enddeckung berichten. Wie ein kleiner Bub.

Doch er blieb stehen. Miltensons Worte zu seinem Kinderwunsch fielen ihm ein. Nein, er wollte fortan kein kleiner Junge mehr sein, eher schon seine Eltern zu Großeltern machen, das ja. Aber er wollte sich nie mehr wie ein kleiner Bub verhalten, der der Hilfe seiner Eltern bedurfte. Fast schämte er sich.

Er beschloss, seine Eltern nicht über seine Entdeckung zu informieren, sondern über die Folgen davon. Er würde ihnen mitteilen, dass sie ab heute nicht mehr für ihn waschen, kochen, putzen und einkaufen müssten. Das würde er in Zukunft selber tun, und falle es ihm auch noch so schwer.

Er atmete noch einmal tief durch, dann betrat er das Haus und stieg die Stufen hinauf. Vor der Tür seiner Eltern blieb er kurz stehen, sammelte sich. Dann klingelte er.

Wie kann ich einen Eisbären … vermännlichen?

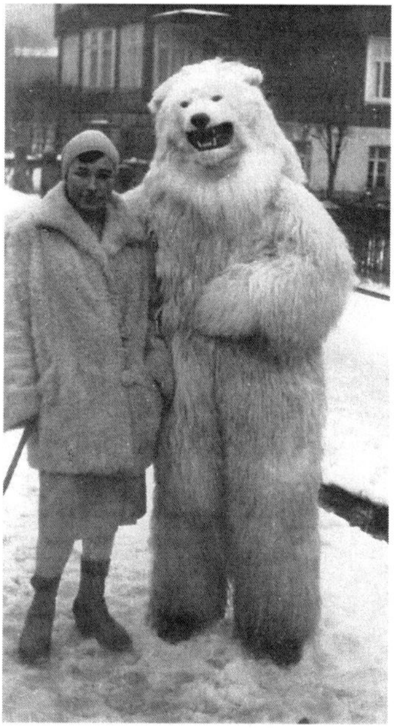

Eisbärstrategie 9: „Auch lassen sich die weißen Jäger manchmal bewegungslos im Wasser treiben. Bis die Robbe merkt, dass die „Eisscholle" Zähne hat, ist es oft schon zu spät."

Er hatte das Licht schon abgedreht, als sie zu ihm ins Bett kroch. Sie versuchte, leise zu atmen, um ihn nicht aufzuwecken, jedoch es ging nicht. Gleich würde er wieder voll Sorge um sie sein, sie fragen, ob es ihr eh gut gehe und ob er etwas für sie tun könne.

Wie sehr sie das an ihm hasste.

„Geht's dir eh gut?"

Sie versuchte, ihre Augen zuzukneifen, schüttelte den Kopf im Kopfpolster und versuchte, sich auf ihre Atmung zu konzentrieren. Als nächstes würde er das Licht der Nachtischlampe anmachen, und sich sorgenvoll zu ihr drehen. Sie würde seinen Blick nicht ertragen können. Sie wusste, dass nun der Zeitpunkt gekommen war, um ihm reinen Wein einzuschenken.

„Lass das Licht aus", sagte sie bestimmt, als sie im Dunkeln merkte, wie seine Hand den Lichtschalter suchte.

„Ich verstehe nicht, Schatzi … "

Da wiederholte sie noch bestimmter: „Lass das Licht aus!". Er gehorchte mit einem „Wenn Du meinst, Schatzi … ", und war sich nicht bewusst, dass er es seiner Folgsamkeit zu verdanken hatte dass er die nächsten Stunden am Leben blieb. So entschlossen war sie gewesen, ihm an die Gurgel zu gehen, wenn er sie weiterhin provoziert hätte.

Nun lagen sie da, still nebeneinander. Es dauerte eine Weile, bis sie begann: „Du weißt doch, ich war heute bei diesem Therapeuten an der Donau". Da fiel er ihr wieder ins Wort: „Ja, bei Dr. Miltenson!"

Sie sagte zwar nichts, aber er spürte die Eiseskälte, die von ihr zu ihm herüberkroch, und so beschloss er, bis auf weiteres zu schweigen.

Sie sammelte sich.

„Ich bin hingegangen“, fuhr sie langsam fort, „weil mich seit einiger Zeit diese Gedanken quälen. Sie lassen mich einfach nicht mehr los. Böse Gedanken, schwierige Gedanken. Gedanken, die man nicht haben will und die man deswegen wegzuschieben versucht. Sie sind, wie Miltenson es so treffend ausdrückte, wie ein Gummiringerl, das man in beiden Händen hält. Je mehr man die eine Hand wegdrückt, desto mehr Spannung ergibt sich, und irgendwann kann man es nicht mehr halten, die Hand lässt aus, und der Gummi schnalzt mit enormer Kraft zurück. Genauso ist es mit meinen Gedanken.“

Er sagte nichts, obwohl ihm unzählige Fragen durch den Kopf schwirrten. Vielleicht wusste er intuitiv, dass eine Frage seinerseits ihren Gummi zum Reißen gebracht und er den Aufprall abbekommen hätte.

Sie atmete wieder schwer. „Ich hatte ehrlich Angst, dass ich verrückt werde, dass ich die Kontrolle verliere. Nicht nur über meine Gedanken, sondern auch über mein Handeln.“

Er schwieg noch immer, doch sie wusste, dass er auf weitere Erklärungen wartete. Da beschloss sie, sich von der Bürde ihres Geheimnisses zu befreien und ihm die Wahrheit zuzumuten.

„In den letzten Tagen kreisten meine Gedanken nur mehr um ein Thema: um dich. Erinnerst Du dich, als du dich vor einigen Wochen beim Rosenschneiden mit der Schere geschnitten hast? Du hast geblutet, nicht? Ich hab dich dann verbinden müssen. Dabei habe ich mich ertappt, dass ich schadenfroh war, dich einmal leiden zu sehen. Kein schöner Charakterzug von mir, ich weiß, aber was soll's. Es war eben so. Anfangs hatte ich noch ein schlechtes Gewissen, aber das verschwand sehr schnell. Ich schob den Gedanken weg, doch er kam immer wieder. Und früher oder später kamen weitere, noch abstrusere Gedanken. Ich war einfach machtlos dagegen. Ich malte mir immer öfter aus, wie es wäre, dir Schmerzen zuzufügen. Und ich genoss es."

Sie bemerkte, wie er sich im Bett aufrichtete. Da griff sie zu ihm rüber und drückte seinen Oberkörper gegen die Matratze. Sogar jetzt gehorchte er ihr. Sie schüttelte den Kopf, aber er sah es nicht, da es finster war.

„Meine Gedanken waren ab da nicht mehr zu stoppen. Ich verbrachte Stunden damit, mir Situationen auszumalen, in denen ich dich leiden sehe. Es war wie ein Zwang; ich war regelrecht fixiert darauf. Gleichzeitig hatte ich Angst, dass ich verrückt werde. Eines Tages dachte ich zum erstem Mal daran, wie es wäre, dich zu töten."

Er hatte sich erneut im Bett erhoben und suchte verzweifelt den Lichtschalter. Diesmal ließ sie ihn gewähren. Sie spürte von der Seite seinen entrückten Blick und starrte geradeaus. Mit der rechten Hand gab sie ihm ein Handzeichen, dass er sie nicht unterbrechen solle. Doch diesmal gehorchte er zum ersten Mal nicht:

„Ich … ich verstehe nicht ganz“, war das einzige, was er in seiner Not herausbrachte.

Sie deutete ihm erneut, sie nicht zu unterbrechen. Ihr Blick war starr geradeaus auf den Schlafzimmerkasten gerichtet. So hatte er sie noch nie gesehen, in all den 33 Ehejahren nicht. Es machte ihm Angst.

Er wollte gerade wieder zu einer Frage ansetzen, als sie ihm zuzischte: „Lass mich!“. Woraufhin er erwiderte: „Wenn du meinst, Schatzi.“

Jetzt konnte sie keiner mehr stoppen.

„Anfangs wollte ich Dich vergiften, später erschießen, noch später mit elektrischem Strom töten. Ich war sogar in Gedanken bereit, für meine Tat ins Gefängnis zu gehen. Da habe ich gewusst: Jetzt wird es gefährlich, jetzt ist es Zeit zu handeln. Deshalb habe ich den Therapeuten aufgesucht. Ich hatte Angst vor mir selbst.“

Sie spürte seinen fragenden Blick.

Da fuhr sie fort: „Ehrlich gesagt, ich habe mir von dem Therapeuten nichts erwartet. Ich wollte von ihm nur wissen was mit mir passiert und ob ich verrückt werde. Vielleicht habe ich ja irgend eine Krankheit, irgend etwas Organisches oder so. Aber der Mann hat mir erklärt, dass das, was sich im Inneren eines Menschen abspielt, in Wechselwirkung mit dem, was außerhalb von ihm passiert, steht. Selbst wenn ich verrückt werde, so hat das immer auch etwas mit der Beziehung zu anderen zu tun, hat er mir erklärt. Darauf habe ich geantwortet: ‚Was hat denn das damit zu tun? Meine Beziehungen zu anderen sind o.k.‘ Daraufhin fragt mich der doch glatt: ‚Auch die Beziehung zu ihrem Mann? Sie finden das also als eine ganz normale Beziehung, dass sie ihn umbringen wollen? Interessant!' Er hat mich so sehr provoziert, dass ich ihn schließlich angeschrieen habe: ‚Ich führe eine exzellente Ehe, nur dass Sie es wissen; lediglich die Beziehung, die ich im Kopf zu meinem Mann führe, ist das Problem!' Ich glaube, er hat mir nicht geglaubt, denn er hat nachgefragt, ob andere Personen das genauso sehen würden wie ich. ‚Selbstverständlich', hab ich triumphierend gesagt, ‚fragen Sie doch alle meine Nachbarinnen, die werden Ihnen das bestätigen! Die sind alle neidisch auf die Beziehung, die ich mit meinem Mann führe. Er ist ja auch der ideale Mann, sagen sie immer: ein Traummann, der mich auf Händen trägt und mir alle Wünsche von den Augen abliest. Ein Mann, der nie „Nein" sagt und zu jedem hilfsbereit ist. Der Sonntags sogar die Semmeln für alle Nachbarn aus der Bäckerei holt und sie ihnen – gemeinsam mit der Sonntagszeitung – vor die Türe stellt. Ist doch so, oder?"

Der Mann war sich nicht sicher, ob diese Frage rein rhetorisch gestellt war, oder ob er antworten sollte. Deshalb murmelte er beschämt: „Wenn Du meinst, Schatzi … "

Sie war nun voll in Fahrt: „Und weißt du, was der Kerl darauf geantwortet hat? Weißt du das? Ich sag es dir: Er hat gesagt, diese Beziehung stelle er sich unendlich schwierig und langweilig vor! Ein perfekter Mann, eine perfekte Beziehung! Furchtbar! Kannst du dir das vorstellen?"

Der Mann schüttelte verständnislos den Kopf. Sämtliche Vorurteile Psychotherapeuten gegenüber schienen wieder einmal bestätigt.

Sie drehte sich nun erstmals zu ihm und machte eine beschwichtigende Handbewegung: „Keine Angst, ich habe ihm Kontra gegeben. Daraufhin wird der Kerl auch noch frech und meint: ‚Ach, Sie sind doch bloß nicht gewohnt, dass Ihnen wer widerspricht!' Kannst du das fassen! Kannst du das fassen?"

Der Mann schüttelte zur Bestätigung seinen Kopf. Er war wieder einmal gleicher Meinung mit seiner Frau.

„Ich sage also zu ihm: ‚Beweisen Sie mir doch dass Sie recht haben!', worauf er mir eine hypothetische Frage stellt: ‚Angenommen, Sie wollen am Wochenende zum Mostheurigen gehen, und Ihr Mann will sich im Fernsehen ein Fußballspiel anschauen. Was passiert? Jede Wette, dass dieser ideale Mann klein beigibt!'"

„Und", fragte der Mann, „was hast du daraufhin geantwortet?"

„Was ich geantwortet habe willst du wissen? Ich sag dir, was ich geantwortet habe. Ich habe geantwortet: ‚Natürlich verzichtet mein Mann *aus Rücksicht auf mich* auf das blöde Fußballspiel'. Stimmt doch, oder?"

„Selbstverständlich", antwortete der Mann und wusste nicht, wie ihm geschah, obwohl er instinktiv merkte, dass er nun ein Problem hatte.

„Und stell dir vor, was der dann daraufhin gesagt hat: ‚Rücksicht nennen Sie das? Ich würde es wohl eher als subtilen Egoismus bezeichnen!' Und dann hat er mir folgendes erklärt: Wenn du so rücksichtsvoll bist, dann tust du es vor allem für dich, damit du vor mir und den anderen gut dastehst, damit du von allen gelobt wirst. Er hat sogar gemeint, dass das ein sehr kindisches, unmännliches Verhalten ist, das dir vordergründig nützt und mir schadet. Denn neben dir verblassen alle – und ich bin dann immer die Böse, Dominante. Du benutzt andere um gut dazustehen!"

„Was erlaubt sich der Miltenson eigentlich! So eine Unverschämtheit!"

„Bis du jetzt böse?"

„Ob ich böse bin? Jawohl! ... aber nur ein bisschen, auf diesen Kerl und nicht auf dich, Schatzi!"

Die Frau atmete tief durch: „Dann hat er also recht, der Dr. Miltenson!"

Der Mann sah sie fragend an. „Der Therapeut hat mir geraten, das anzusprechen. Und er hat mir prophezeit, dass, wenn er recht haben sollte, du deinen Zorn gleich wieder relativieren wirst. Er nannte es: den Schwanz einziehen … !"

Jetzt schnaufte der Mann durch: „Siehst du das auch so wie Miltenson?"

Ihre Antwort kam ohne zu zögern: „Ja. Mir ist es wie Schuppen von den Augen gefallen: deine anbiedernde Art, dein ewiges sich Aufopfern und mein Hass darauf, den ich mir nicht eingestanden habe. Ich habe mir die Frage gestellt: Kann man einen so guten Menschen hassen? Darf man das? Jetzt weiß ich die Antwort: Selbstverständlich kann und darf man das. Man muss es früher oder später sogar! Ich habe mit

Miltenson noch lange darüber gesprochen. Darüber, wie sehr es mich nervt, immer alleine jede Entscheidung treffen zu müssen, da du sowieso immer nachgibst oder in jeder Entscheidungssituation mir den Ball zuspielst, indem du fragst: ‚Und was willst du, Schatzi?' Dir fehlt jede eigene Meinung, du hast keine Kontur, wie es Miltenson ausdrückte. Du bist wie das grüne Zeugs, das wir den Kindern früher immer gekauft haben … "

„Spinat?"

„Blödsinn: Slimy. Dieses glitschige Zeugs, das einem die Hände runterrinnt, wenn man es anfasst. Ich brauche einen Mann mit Ecken und Kanten, mit Schultern, an die ich mich anlehnen kann. Der mir widerspricht; jemanden mit dem ich streiten kann. Das alles ist mir bei der Therapie klar geworden. Ich bin nicht gefährdet, verrückt zu werden, aber ich möchte aufhören, unglücklich zu sein. Nur damit wir uns richtig verstehen: Ich will nur ein erwachsenes männliches Gegenüber. Ich hab dann zu Miltenson noch gesagt: „Mein nächster Mann wird ein Mann!""

„Heißt das, du willst dich scheiden lassen?"

„Das heißt: ich will, dass du endlich aufhörst, mir alles rechtzumachen. Nur dann haben wir noch eine Chance, hat Miltenson gesagt."

Der Mann hatte es scheinbar immer noch nicht verstanden, denn er antwortete: „Gerne, wenn du es willst, Schatzi!"

Die Frau sah ihn daraufhin giftig an: „Fängst du schon wieder an?"

Er verkniff sich sein „Du hast recht, Schatzi", und fragte statt dessen: „Was soll ich denn tun?"

Sie antwortete: „Miltenson hat mir angekündigt, dass du das fragen wirst. Er hat mir den Rat gegeben, auf diese Frage ja nicht zu antworten, denn wenn ich dir sagen würde was du tun sollst, und du tust es dann, dann tust du ja wieder das was ich will, und hast keine eigene Meinung. Und das hasse ich ja so an dir!"

Stille. Man hört das Ticken eines Weckers.

„Habe ich überhaupt noch eine Chance?" wollte er von ihr wissen.

„Ich glaub schon. Miltenson sagte, dass wir eine gute Chance hätten, wenn du mir Gelegenheit geben würdest, dich richtig kennenzulernen, denn ich kenne dich ja wirklich nicht. Er hat uns sogar mit einem Teenagerpaar verglichen, das die Chance, den anderen zu entdecken, noch vor sich hat."

Der Mann überlegte kurz, dann kroch er zu seiner Frau hinüber und streckte seinen Arm nach ihrem Körper aus.

„Was machst du denn da?", war das einzige, das sie noch hervorbringen konnte, ehe er auf ihr lag. „Das Licht … " wollte sie ihm noch sagen, doch er ignorierte ihre Worte. Jetzt ging es einmal nach seinem Kopf.

Als sie wieder von einander abließen war das einzige, das sie trotz ihrer Kurzatmigkeit stammeln konnte: „Wahnsinn … noch nie … !" Sie war von ihm noch nie zuvor so befriedigt worden. Währenddessen hatte sie das Gefühl gehabt, mit einem Fremden zu schlafen und dieser Gedanken hatte sie noch zusätzlich erregt.

Er drehte sich zufrieden auf den Rücken und meinte: „Das machen wir ab jetzt öfter. Es wird sich überhaupt viel ändern. Ab jetzt wird getan, was ich sage."

Sie drehte ihren Kopf auf seine Seite, sah ihn verliebt an und keuchte: „Wenn Du meinst, Schatzi!"

Wie kann ich einen Eisbären … sinnvoll diagnostizieren?

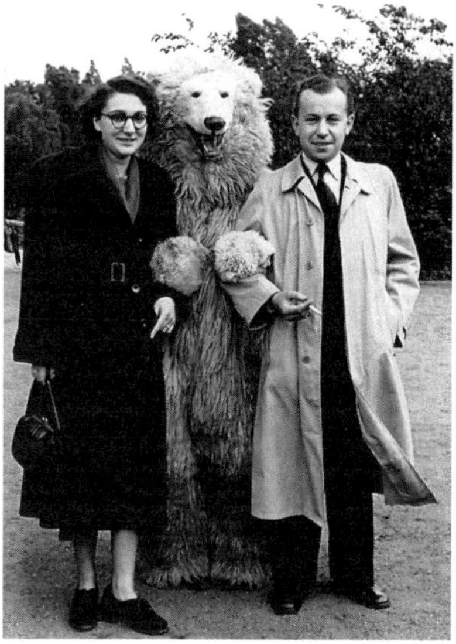

Eisbärstrategie 10: „Warum halten sich Eisbären die Nase zu?
Aus Tarnungszwecken, denn die schwarzen Nasen und Knopfaugen fallen im weißen Schnee auf. Eisbären glauben tatsächlich, dass man sie nicht sieht, wenn sie ihren Kopf hinter den weißen Fellpranken verstecken. Die Tiere hoffen dadurch auf mehr Erfolg bei der Robbenjagd."

Miltenson:	„Was führt Sie denn zu mir?“
Klient:	„Mein Nachbar.“
Miltenson:	„Ihr Nachbar?“
Klient:	„Ja, er wartet draußen. Sie müssen wissen, ich hab nämlich kein Auto!“
Miltenson:	„Ein Missverständnis. Ich wollte eigentlich wissen, was Ihnen fehlt.“
Klient:	„Wie soll ich das wissen. Sie sind doch der Therapeut.“
Miltenson:	„Ja, was haben Sie denn?“
Klient:	„Schon wieder so eine komische Frage!“
Miltenson:	„Ja, aber ich muss doch wissen was Ihnen fehlt damit ich Ihnen helfen kann!“
Klient:	„Das stimmt. Also: Was fehlt mir?“
Miltenson (genervt):	„Also gut: Worunter leiden Sie?“
Klient:	„Das ist doch eine relativ intime Frage. Bevor ich sie beantworte möchte ich wissen, ob Sie mir auch helfen können!“
Miltenson:	„Woher soll ich das wissen! Bin ich etwa Hellseher?“
Klient:	„Sind Sie?“
Miltenson:	„Nein! Bin ich nicht!“

Klient:	„Sind sie wenigstens Therapeut?“
Miltenson:	„Selbstverständlich!“
Klient:	„Sind Sie sicher?“
Miltenson: (laut)	„Ja!“
Klient:	„Wie ich sehe, habe Sie dasselbe Problem wie ich!“
Miltenson:	„Sagen Sie mir doch endlich, welches Problem Sie haben!“
Miltenson:	„Aber Herr Doktor! Ich sagte es doch eben: Wir beide haben dasselbe Problem! Denken Sie nach!“
Miltenson (seufzt):	„Wenn wir dasselbe Problem haben, dann könnten wir versuchen, es gemeinsam zu lösen!“
Klient:	„Also eine 2-Mann-Selbsthilfegruppe ... Warum nicht gleich, Herr Doktor?“
Miltenson (unbeirrt):	„Wenn ihr Problem auch meines ist, dann müsste „unser“ Problem sein, dass wir beide wissen, dass wir ein Problem haben, aber nicht welches. Aber unser Gegenüber sollte wissen, welches. Stimmt's?“
Klient:	„Stimmt.“

Miltenson:	„Haben wir schon oft versucht, jemanden zu finden, der uns sagt was unser Problem ist?"
Klient:	„Ich schon sehr oft. Und Sie?"
Miltenson (genervt):	„Ich doch nicht. Ich hab' doch erst vor ein paar Minuten erfahren, dass ich ein Problem habe. Sonst hätte ich's ja gar nicht gewusst."
Klient (stolz):	„Ich will ja nicht angeben, Herr Doktor, aber ich hab's selbst gemerkt!"
Miltenson:	„Wie haben Sie's gemerkt?"
Klient:	„Zuerst war's nur ein heftiges Ziehen im Lendenbereich, dann Schmerzen am ganzen Körper, und schließlich habe ich gespürt, dass mit meinem Herzen was nicht stimmen kann. Am Anfang war's nur eine ganz kleine Unregelmäßigkeit, kaum wahrnehmbar wenn man nicht sensibel genug ist – und für die Geräte meines Hausarztes sowieso ein zu kleiner Unterschied als dass er ihn messen konnte."
Miltenson:	„Was haben Sie dann getan?"

Klient: „Na, den Arzt gewechselt! Ich bin zu vielen Spezialisten gegangen."

Miltenson: „Zu wie vielen?"

Klient: „Insgesamt 13, hauptsächlich Internisten und Kardiologen. Hat mich eine schöne Stange Geld gekostet."

Miltenson: „Und, was haben die gesagt?"

Klient: „Was sollen die schon gesagt haben? Entweder waren sie noch zu jung und unerfahren, als dass sie eine klare Diagnose hätten stellen können - ich hör noch gut ihre Worte: „Herr Sestinger, ich find' nix, also haben Sie auch nix!" - oder sie waren schon zu alt und abgebrüht. Sie müssen sich das so vorstellen: Sie sind Arzt und, sagen wir, gut drei Monate vor der Pension. Da kommt ein Patient, Sie untersuchen ihn und stellen fest, er ist ein Todgeweihter. Würden Sie dem die Wahrheit sagen und sich seine hysterische Reaktion geben wollen? Eben. Also machen Sie es sich leicht und sagen: „Herr Sestinger, sie haben nix!"

Miltenson:	„Sie denken also, der eine oder andere Arzt hätte schon etwas gefunden, aber er wollte es ihnen nicht sagen?"
Klient:	„Schau'n Sie, die Ärzte sind doch alle Gutmenschen. Wenn dir einmal beim Einkaufen jemand mit dem Einkaufswagerl über die Zehen fährt schicken sie dir doch gleich das Kriseninterventionsteam … Die können doch keinem wehtun. Falsch verstandene Menschenliebe, wenn Sie mich fragen."
Miltenson:	„Aber die Befunde, die lügen doch nicht. Haben Sie sich die alle geben lassen?"
Klient (mitleidig):	„Herr Doktor, haben Sie noch nie was von „Inkubationszeit" gehört, dem Zeitraum, der vergehen muss, bis ein Virus im Blut nachweisbar ist? Die neuen Viren sind eben verdammt schwer nachzuweisen, ganz abgesehen davon könnte die Inkubationszeit ja auch mehrere Jahre sein!"
Miltenson:	„Würde Ihnen eine Diagnose weiterhelfen?"

Klient:	„Natürlich! Darum geht's doch die ganze Zeit! Mir sieht man es ja nicht an, dass ich schwer krank bin. Was glauben Sie, welche Probleme ich deswegen mit meiner Frau habe! Die glaubt doch seit Jahren, dass ich mir das ganze nur einbilde. Sie können sich sicher vorstellen, wie diese Fehleinschätzung meine Ehe belastet!"
Miltenson:	„Sie wollen also eine Diagnose von mir?"
Klient:	„Na sicher!"
Miltenson:	„Vorher müssen Sie aber mir helfen und mir sagen wie man mein Problem nennt!"
Klient:	„Das weiß ich doch nicht!"
Miltenson:	„Dann kann ich ihnen leider auch nicht helfen … "
Klient:	„Warten sie einmal … Ich würde sagen: „Fachliche Überforderung!"
Miltenson:	„Aha!"
Klient:	„Jetzt sind Sie dran: also was habe ich?"
Miltenson:	„Sie haben eine stark ausgeprägte Form der Hypochondrie!"

Klient (glücklich):	„Hy-po-chon-drie! Hypochondrie! Und eine besonders stark ausgeprägte Form noch dazu! Wahnsinn!" (denkt nach). „Könnten Sie mir das bitte schriftlich geben?"
Miltenson:	„Wozu?"
Klient:	„Für meine Frau."
Miltenson:	„Die Diagnose steht dann auf der Honorarnote."
Klient:	„Zahlen bitte!"
Miltenson:	„Moment. Wollen Sie keine Therapie machen?"
Klient:	„Herr Doktor, mir geht's doch schon viel besser. Wozu sollte ich da Gespräche brauchen? Herr Doktor, lassen Sie's gut sein! Sie sind ein Genie!"
Miltenson:	„Ich dachte, ich bin ‚fachlich überfordert', wie sie es ausdrückten?"
Klient:	„Ach was, vergessen Sie das. Ich habe mich geirrt."
Miltenson:	„Herr Sestinger. Ich schreibe ihnen jetzt meine Honorarnote. Aber während ich das tue bitte ich Sie, über folgendes nachzudenken: Was, wenn ich mich geirrt habe? Was dann? Was, wenn Sie eine noch viel

	schlimmere Krankheit haben? ... Herr Sestinger, Sie sind ja auf einmal so weiß. Geht's ihnen nicht gut? Ach ja, ich vergaß: Sie sind ja krank."
Klient:	„Ich bin nicht krank. Mir ist nur momentan nicht gut!"
Miltenson:	„Das ist lieb von Ihnen, Herr Sestinger, aber Sie brauchen mich nicht zu verschonen. Ich halte Leid aus. Das ist mein Job. Ich schlage vor, dass wir uns noch ein paarmal zusammensetzen, um Gespräche zu führen, so lange, bis wir jeden Irrtum ausschließen können. Ihre Frau hat schließlich ein Recht darauf, zu erfahren, wie schlecht es um Sie steht."
Klient:	„Das darf sie nie erfahren. Sie würde es nicht verkraften. Sie ist ohnehin schon selbst so belastet."
Miltenson:	„Warum?"
Klient:	„Sie hat Krebs. Brustkrebs." (weint). „Entschuldigung."
Miltenson:	„Sie brauchen sich doch nicht zu entschuldigen!"

Klient schluchzt.

Klient: „Ich hab es bisher noch niemandem erzählt." (weint) „Ich liebe sie seit 43 Jahren. Ich halte es einfach nicht aus, sie leiden zu sehen."

Miltenson: „Aber sie muss doch seit Jahren in Sorge um Sie sein! Sie laufen doch von einem Arzt zum anderen!"

Klient: „Die finden eh nichts. Ein bisschen Sorgen hält sie aus und lenkt sie von ihrer eigenen Krankheit ab!"

Miltenson: „Ich verstehe. Mit Ihrer ‚Krankheit' wollen sie Ihre Frau davor schützen, sich mit ihrer eigenen Vergänglichkeit zu konfrontieren."

Klient (schluchzt): „Ich kann ohne sie nicht leben, und ich kann es nicht ertragen, sie leiden zu sehen ... " (weint weiter).

Der Therapeut ist aufgestanden
und legt die Hand auf die Schulter des Mannes.

Miltenson: „Ich verstehe. Herr Sestinger, Sie bekommen nun eine neue Diagnose von mir. Diesmal jedoch eine, bei der ich mir absolut sicher bin. Wollen Sie sie hören?"

Der Klient hat den Kopf zu Boden gesenkt; nun blickt er auf und nickt unsicher.

Miltenson: „Meine Diagnose lautet: ‚chronische Amoritis'. So, und nun gehen Sie nach Hause und besprechen die Diagnose mit Ihrer Frau."

Der Klient steht auf, wischt sich die Tränen ab, bezahlt, bedankt sich und vereinbart einen neuen Termin.

Wie kann ich einen Eisbären ... zerstören?

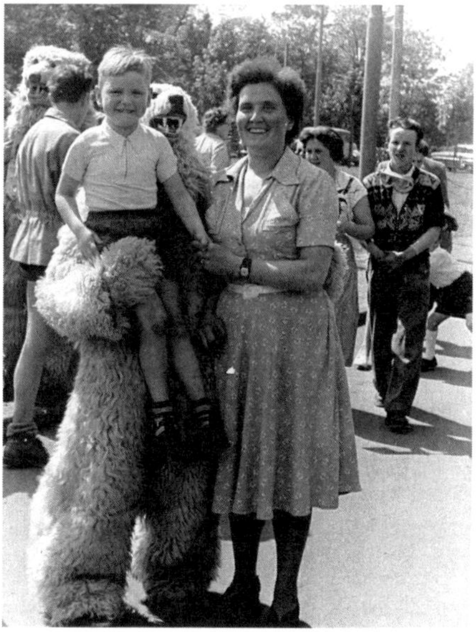

Eisbärstrategie 11: „Besonders ‚hinterhältig' und für den ‚König der Arktis' geradezu unwürdig erscheint uns folgende Jagdstrategie: Nachdem der Bär die Schneehöhle der Ringelrobbe mit der Vorschlaghammer-Methode aufgebrochen hat tötet er die Jungrobbe, legt sie beiseite und verschließt die Einbruchstelle kopfüber mit seinem Körper. So verhindert der Eisbär, dass Sonnenlicht ins Wasser fällt. Wenn die Robbenmutter ganz unbekümmert herantaucht, um nach ihrem Nachwuchs zu sehen, wird sie überwältigt."

Als auf sein Klopfzeichen niemand antwortete öffnete er die Tür und trat ein. Obwohl der Warteraum aussah wie alle Warteräume, so war er doch überrascht angesichts seiner Größe. Die Kühle, die ihm entgegenströmte, ließ sein Herz schneller schlagen.

Drei warteten bereits, zwei Männer und eine Frau. Sie erwiderten seinen Gruß durch ein kurzes Nicken.

„Sie. Sie werden. Sie werden aufgerufen", las er auf dem Schild an der schweren Holztüre.

„Aha", dachte er kurz, „ein Aufruf zur Passivität", und er nahm wahr, dass sich die Wartenden bereits in die aufgeforderte Haltung eingestimmt hatten. Alle drei hatten ihre Gesichter zu Boden gesenkt, einer trommelte nervös mit seinen Fingern auf die Sessellehne.

Da sah er zur Ablenkung aus dem Fenster, sah, wie von ferne dunkle Gewitterwolken aufzogen. ‚Vermutlich wird es Regen geben', dachte er, da konnte man nichts machen.

Der erste wurde aufgerufen, packte mit seinen Händen Unterlagen, die neben ihm gelegen waren, und stützte sich mühsam mit der anderen Hand vom Sessel hoch. „Arbeitsunfall, dienstlich, 6 Monate Reha. Hab erst wieder mühsam das Gehen lernen müssen", erklärte er entschuldigend. Dann humpelte er zur Holztüre, drückte mit seinem schlechten Arm die Klinke runter und trat ein.

Als er nur wenige Minuten später wieder zurückkam schien er geknickt, wie eine Blume, der der Sturm zugesetzt hatte, ließ seinen Kopf hängen, Schultern heruntergezogen. Als er sich wieder und wieder abmühte, mit seinem schlechten Arm in den Mantel zu schlüpfen und doch immer wieder scheiterte sprang der Mann auf und wollte ihm zu Hilfe eilen. Doch der andere schüttelte nur den Kopf, so als wollte er „Nicht!" sagen, und so ließ er es schließlich bleiben und nahm wieder auf dem Sessel Platz.

Um sich abzulenken nahm er eine alte Zeitschrift, die am Tisch vor ihm lag und blätterte sie durch. Doch seine Augen folgten im nicht, trotz neuer Brille, und sein Gehirn konnte die tanzenden Buchstaben nicht zu sinnvollen Wörtern zusammensetzen. So ließ er es schließlich sein.

In letzter Zeit war er ständig nervös gewesen, aber so schlimm wie heute war es noch nie. Er versuchte sich zu beruhigen, seine Gedanken zu ordnen und sah aus dem Fenster. Die Wolken waren wieder ein Stück nähergekommen.

Als die Frau aus dem Untersuchungszimmer kam, vermeinte er ein leises Schluchzen zu hören. Er wollte ihr Gesicht sehen, doch sie drehte es verlegen auf die Seite. Sie stammelte noch ein höfliches „Auf Wiedersehen", dann verschwand sie aus dem Raum.

„Sie werden sehen", sagte der andere Wartende plötzlich, „die geben uns nie und nimmer die Pension. Man müsste am besten tot sein, damit man eine Chance hätte. Und dann würde man sie erst recht nicht kriegen, so schaut's aus!"

Er sah ihn ungläubig an.

„Das glauben Sie nicht? Sie sind wohl zum ersten Mal hier, ein Anfänger quasi! Ich kämpfe schon seit drei Jahren um meine Frühpension, war bei insgesamt zwölf Gutachtern, hatte sechs Gerichtsverhandlungen, zwei davon mit einem Anwalt der Arbeiterkammer. Aber glauben Sie, das hätte was geholfen? Immer wieder bin ich abgelehnt worden, hab Einspruch eingelegt, dann ist der ganze Zirkus von vorn wieder losgegangen. Neue Gutachten, neue Gutachter. In all der Zeit hat sich mein Gesundheitszustand immer weiter verschlechtert, aber das war denen egal. Da habe ich Befunde vorlegen können was ich wollte. Die meisten dieser Fachärzte haben sich nicht einmal die Mühe gemacht sie anzuschauen. Die wollen einfach nicht. Ich glaube, die sind auch noch stolz darauf, wenn sie wen demütigen. Wahrscheinlich haben die eine Vorgabe von der Pensionsversicherungsanstalt, dass sie neunzig Prozent ablehnen müssen, die haben ja kein Geld, müssen sparen. Aber dass sie ständig neue Gutachter einstellen, dafür haben sie Geld."

Er überlegte, was das für ihn bedeuten würde, was der Mann da eben gesagt hatte. Wenn neunzig Prozent abgelehnt werden würden, dann bekäme nur jeder zehnte die I-Pension. Jeder Zehnte! Er war heute Nummer vier. Vielleicht sollte er noch sechs Patienten vorlassen …

„Wissen Sie, was mir bei der letzten Untersuchung passiert ist? Ich werde aufgerufen, betrete das Untersuchungszimmer, und mein erster Blick sagt mir: leerer Schreibtisch – da ist ja keiner. Als ich mich umdrehe, springt mir mit einem lauten Schrei ein Psychiater entgegen, der sich hinter der Tür versteckt hatte. Ich erschrecke, stoße ebenfalls einen Schrei aus. Und was glauben Sie, sagt daraufhin der Arzt? ‚Sehr gut, sie haben eine Reaktion wie ein Junger!' – und attestiert mir Arbeitsfähigkeit!"

„Und was hätte er gesagt, wenn Sie nicht erschrocken wären? Hätten Sie dann die Pension bekommen?"

„Sicherlich nicht. Dann hätte er vermutlich gemeint, dass ich so stabil bin, dass mich nichts aus dem Konzept bringt. Und dann hätte er mich eben aus diesem Grund abgelehnt!"

Er wusste nicht, ob er dem Mann die Geschichte glauben sollte. Da wurde der Mann auch schon aufgerufen. Nun wartete er allein.

Minuten vergingen, dann wurde die Türe aufgerissen, und der Mann von vorhin trat rücklings schreiend aus ihr heraus. Sein roter Kopf zeigte den Grad seiner Erregung; die Lautstärke seiner Stimme tat ein Übriges: „So eine Frechheit, wir sehen uns vor Gericht, Frau Doktor. Das lasse ich mir sicher nicht gefallen. Wissen Sie überhaupt: Ich habe mit meinen Steuern Ihr Studium bezahlt. Ich bin für sie arbeiten gegangen, hab meine Gesundheit für Sie ruiniert, als Sie jahrelang über ihren Büchern gesessen sind. Und wozu das Ganze? Dass ich mich von Ihnen so behandeln und in fünf Minuten so abschasseln lassen muss? Sicher nicht!"

Mit einem Knall schmiss er die Türe zu und verließ schnaufend den Raum.

Es dauerte einige Zeit, ehe er via Lautsprecher aufgerufen wurde. Er klopfte an die Türe. Keine Antwort. Als sich nach dem dritten Klopfen noch immer niemand meldete beschloss er, entgegen seinen Gepflogenheiten, einfach einzutreten.

Sie war etwas jünger als er und saß hinter einem wuchtigen Holzschreibtisch. „Eiche Vollholz", wie er fachmännisch feststellte. Sie sah ihn nicht an, würdigte ihn keines Blickes, sodass er unsicher wurde und nicht wusste, was er tun sollte.

Sie schrieb. Vermutlich die Ablehnung seines Vorgängers.

Ihr gegenüber stand ein leerer Sessel, doch sie machte keine Anstalten, ihn einzuladen, dass er darauf Platz nehmen sollte. So blieb er stehen und merkte bald, wie die Schmerzen kamen. Stehen war nicht mehr, dazu war seine Wirbelsäule schon zu kaputt. Verplattet, verschraubt, wegen der Bandscheibenvorfälle. Die Platten waren mittlerweile so verwachsen, dass sie erneuert gehört hätten, doch er fand keinen Arzt, der sich über die Operation getraut hätte. Viel zu gefährlich. Für ihn, aber auch für den Ruf des Arztes.

Sie schien sein Krümmen mit den Augenwinkeln registriert zu haben, würdigte ihn aber keines direkten Blickes. Ohne aufzusehen sagte sie zu ihm: „Und Sie, Sie wollen also nicht mehr arbeiten?"

Was sollte er darauf sagen? Als Verkäufer war er – im Unterschied zu ihr - in Gesprächsführung geschult, und wusste um die Bedeutung dieser Fangfrage. Er wusste, dass er ruhig bleiben musste, wollte er seine Pensionschancen nicht schmälern. Und so antwortete er höflich wie immer: „Ich will schon noch arbeiten, aber es geht nicht mehr."

Keine Reaktion. Hatte er etwa zu leise gesprochen?

Da drehte sie sich plötzlich zu ihm und sagte: „Was geht sage immer noch ich. Ist das klar?"

Zuerst schluckte er, dann nickte er.

„Also, was haben Sie?"

„Ich habe Verplattungen im Bereich der Lendenwirbelsäule und … "

Sie unterbrach ihn rüde: „Stopp. Ich bin Psychiaterin und keine Orthopädin. Das können Sie alles dem anderen Gutachter erzählen, aber mich interessiert das nicht."

Er hatte in seinem Beruf als Vertreter schon oft Zurückweisungen hinnehmen müssen, auch ziemlich unwirsche, und er hatte gelernt, damit umzugehen und sie nicht persönlich zu nehmen. Doch diesmal kämpfte er mit sich. Sein Blick wanderte zum Fenster. „Regen. Es wird Regen geben."

Die Schmerzen, dachte er, erzähl ihr doch was von den Schmerzen, die wie Gewitterwolken von Zeit zu Zeit über dich kommen. Wie schwarze Gewitterwolken. Und du kannst nichts dagegen machen und musst einfach nur warten bis sie vorüber sind. Wie beim Regen.

„Zeitweise habe ich furchtbare Schmerzen!"

Sie schien genervt und trommelte mir den Fingern der linken Hand auf den Tisch: „Und seit wann?"

„Seit mehr als 10 Jahren, genau weiß ich es nicht mehr. Ja, es müssen sicher mehr als 10 Jahre sein."

„Und wann haben Sie den Pensionsantrag gestellt?"

Ich weiß nicht, was das damit zu tun hat, schoss es ihm durch den Kopf. „Vor mehr als einem Jahr", antwortete er wahrheitsgemäß. Sie hätte doch nur in ihren Unterlagen nachschauen müssen, dann hätte sie es gewusst, dachte er, aber er sagte es nicht.

Mit ihrer Antwort hatte er nicht gerechnet. „Sehen Sie!"

Er verstand nicht. Meinte sie, dass er neuneinhalb Jahre bewiesen hatte, dass man mit Schmerzen auch arbeiten konnte? Und so legte er nach: „ … aber die Schmerzen sind in den letzten Monaten so unerträglich geworden, dass ich oft nicht einmal aufstehen konnte."

„Jaja", erwiderte sie. „Das mit den Schmerzen ist so eine Sache. Die kann man in keinem Röntgen nachweisen. Das muss ich jetzt glauben. Oder auch nicht." Es irritierte ihn, dass sie die letzten drei Worte stärker betont hatte.

Sie glaubt mir nicht, dachte er resignierend. Dann sprach er: „Mein Therapeut meint, dass meine Depressionen von den Schmerzen her kommen."

Sie sah ihn überrascht an: „Ihr Therapeut? So so … Wer ist denn ihr Therapeut?"

„Der Dr. Miltenson."

„Kenne ich nicht. Ist der auch Psychiater und Sachverständiger wie ich?"

Er überlegte kurz, ehe er erzählte, dass Miltenson ein Psychotherapeut sei, ein sehr guter.

Sie erwiderte, dass er offensichtlich aber kein erfolgreicher sei, sonst würden seine Patienten nicht mit „angeblichen Depressionen" durch die Gegend laufen.

‚Gott bist du blöd', schoss es ihm durch den Kopf, ‚der Therapeut kennt mich schon seit über einem Jahr. Du mich erst seit knapp 5 Minuten. Und du wagst da ein Urteil?'

Regen, Regen. Heute würde es Regen geben.

Sie bat ihn, am freien Stuhl Platz zu nehmen und prüfte seine Reflexe, indem sie so lange mit einem kleinen Hammer auf eine Stelle unterhalb der Kniescheiben hämmerte bis die Füße endlich ausschlugen.

Dann nahm sie wieder hinter ihrem Schreibtisch Platz.

„Wenn Sie sagen, dass Sie Depressionen haben: Haben Sie dann auch schon an Suizid gedacht?"

Er ließ den Kopf senken, dann erzählte er mit müder Stimme, dass er schon mehrmals an Selbstmord gedacht hatte. Er hatte es aber wegen seiner Frau nicht getan. Sie brauchte ihn doch, war ihn gewohnt. Seit 43 Jahren, seit sie geheiratet hatten, waren sie nur zwei Tage voneinander getrennt gewesen. Da hatte er in Wien ein Verkaufstraining machen müssen. Nun konnte er sie nicht mehr alleine lassen. Alzheimer.

„Und wo war Ihre Frau, als Sie noch arbeiten gegangen sind?" Ihre Augen hatten so etwas Triumphales als sie dies sagte.

Da erwiderte er leise: „Anfangs konnte ich sie noch alleine zu Hause lassen, aber später ging das nicht mehr. Sie hatte Angst. Und als sie dann immer öfter von zu Hause fortlief, um mich zu suchen, orientierungslos in den Straßen herumstreifte, da habe ich sie dann einfach mitgenommen. Während ich bei den

Kunden Verkaufsgespräche führte saß sie dann im Auto und hat auf mich gewartet. Stundenlang. Ich musste das Auto absperren, damit sie mir nicht folgte. Es hat mir jedesmal das Herz gebrochen, wenn ich sah, wie ich sie hilflos zurückließ. Ich hab mich dann bemüht, mich nicht mehr umzudrehen." Durch seine feuchten Augen konnte er nun den herannahenden Regen viel besser sehen.

„Die Pflegebedürftigkeit Ihrer Frau kann doch kein Grund für eine Arbeitsunfähigkeit von Ihnen sein. Sie bekommen doch sicherlich Pflegegeld für sie, nicht? Damit können Sie sich doch professionelle Betreuung leisten, oder etwa nicht? Das Pflegegeld ist doch dafür vorgesehen und nicht, dass es die Angehörigen einfach so einstreifen."

Diese Unterstellung tat ihm weh.

Regen, dachte er, heute wird es regnen, ganz sicher. Und sie saß im Auto vor dem Haus und wartete auf ihn. Wie immer. Wie all die Jahre zuvor. Sie hatte sich nie darüber beklagt, dass sein Beruf keine fixen Arbeitszeiten zuließ und er ihr so nie sagen konnte wann er nach Hause kam. Jetzt, wo sie Raum und Zeit nicht mehr kannte, musste jedes Getrenntsein von ihm bedrohlich auf sie wirken. Und so erklärte er: „Sie fürchtet sich vor anderen Menschen, lässt niemand Fremden an sich ran. Sie würde sich niemals von jemandem anderen als von mir waschen lassen."

Jetzt schüttelte die Ärztin den Kopf: „Sie wollen mir doch nicht weismachen, dass Sie jemanden, der in diesem Zustand ist, selbst bestimmen lassen wollen was gut für ihn ist? Die Frage des Umgangs mit einer Erkrankung ist keine Frage des Wollens, sondern eine der Möglichkeiten. Es kann doch nicht sein, dass Sie aus so einem Grund nicht mehr arbeiten gehen."

„Und was soll ich dann tun?" Es war eine rhetorische Frage, und in dem Moment, in dem er sie gestellt hatte, bereute er es auch schon.

Ihre Antwort kam wie ein Unwetter über ihn, und ließ ihn zusammenzucken: „Dann geben Sie sie halt in ein Pflegeheim, wenn ihnen das alles zu viel wird."

Regen, vielleicht auch Hagel, der alles kaputt macht. Und keiner konnte etwas dagegen tun.

Das wäre ihr Todesurteil, dachte er als er sich wieder gefasst hatte, und auch er würde das Getrenntsein nicht überleben. Und seine Gedanken wurden Worte.

„Aha, Sie machen jetzt also auf depressiv. Ich möchte, dass Sie wissen, dass mich Ihr Verhalten veranlassen könnte, mich an die zuständige Verwaltungsbehörde zu wenden, damit man Ihnen den Führerschein abnimmt. Suizidale sind nämlich nicht nur eine Gefahr für sich selbst, sondern auch für andere!"

Sein Blick war wieder beim Fenster. Regen, bald würde es Regen geben, ganz sicher. Großen, schwarzen Regen. Wie in einer großen, unentrinnbaren Waschstraße. Nur ohne Auto. Wie sollte das gehen? Wie sollte er seinen Job ohne Auto machen können, sie im Pflegeheim besuchen? Sie wohnten doch ziemlich abgeschieden am Land.

Sie komplimentierte ihn mit ein paar Floskeln aus dem Raum. Man werde sich um sein Anliegen kümmern. Der Bescheid werde in ein paar Wochen schriftlich zugestellt werden. Zuvor müsse er aber noch zu zwei weiteren Gutachtern.

Die nächsten, die an die Tür des Untersuchungsraumes klopften, waren zwei Polizisten.

„Wir haben in dem Autowrack keine Papiere gefunden, müssen Sie wissen, nur eben dieses Schreiben von Ihnen. Vorladung zur Begutachtung. Da dachten wir, wir fragen einmal nach, ob Sie uns zu den Toten etwas sagen können. Schrecklicher Unfall, ja, beide gleich tot. Genickbruch. Und mitten auf einer wenig befahrenen, geraden Landstraße. Rätselhaft, ja. Keine Bremsspuren. Das Auto Totalschaden. Der Baum hat nur etwas Rinde verloren. Nein, die waren nicht angegurtet. Depressionen? Also keine Depressionen, Selbstmord scheidet aus, sagen Sie. Das hätten Sie als Fachärztin ja merken müssen, sagen Sie. Das stimmt allerdings. Eigentlich unerklärlich. Ich weiß auch nicht, was wir da in unseren Bericht schreiben sollen. Er hat die Brille bei Ihnen vergessen, dürfen wir sie sehen? Danke! Geben Sie mal her. Die Gläser sind ja nass. Der Regen meinen Sie? Nein, der scheidet als Erklärung aus, der kam erst später, als die Feuerwehr sie aus dem Wrack geschnitten hat. Trotzdem eigenartig, das mit der Brille. Wo die Brillen nass sind, fragt mich mein Kollege, außen oder innen? … Innen!“

Quellennachweis für die zitierten Eisbärenstrategien:

Eisbärenstrategien 1,2,3,5,6,7,8,9,11 und Wolfsstrategie 1: Mathias Orgeldinger, Tiergarten Nürnberg. www.tiergarten.nuernberg.de/v04/Jagd-und-Ernaehrung.159.0.html

Eisbärenstrategie 10: „BZ", „Naives Lexikon". www.bz-berlin.de/archiv/warum-halten-sich-eisbaeren-die-nase-zu-article283011.html

Eisbärenstrategie 4: http://www.ksta.de/ratgeber/jagdstrategien-mordgeschichten-aus-dem-tierreich,15189524,12644750.html

Mein Dank gebührt Christina Haberlehner, die wesentlich zum Gelingen dieses Buches beigetragen hat!

Über den Autor:

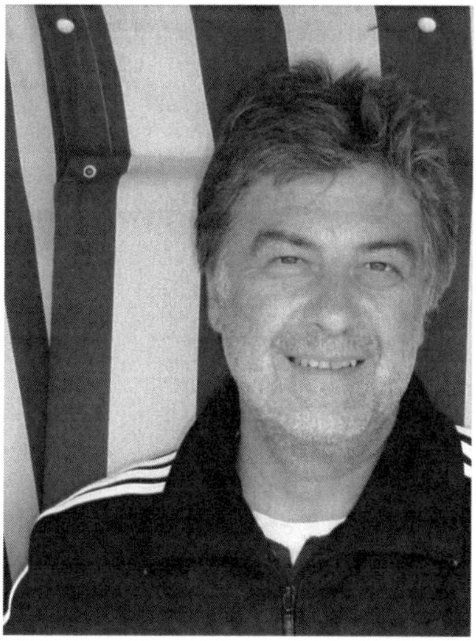

Christoph Thoma, Dr. phil., wohnhaft in Amstetten (Niederösterreich), verheiratet, 3 Kinder. Psychotherapeut für Systemische Familientherapie in eigener Praxis.
Geboren 1964, studierte an der Universität Wien Publizistik- und Kommunikationswissenschaften sowie Soziologie (u.a. bei Prof. Roland Girtler).
Anschließend Ausbildung zum Psychotherapeuten (Systemische Familientherapie, u.a. bei Dr. Gianfranco Cecchin und Dr. Helmut de Waal). Seit 2005 Lehrtherapeut für Systemische Familientherapie an der LA:SF, Wien.
Verleger und Autor.

Mehrfach preisgekrönte Arbeiten, u.a. beim „Ersten österreichischen Jugendpreis", beim „Wochenpresse Nachwuchsjournalistenwettbewerb" und beim „Hans Czermak-Preis für gewaltfreie Erziehung".
Sein Buch „Eisbärenschritte" wurde bei der Aktion „zeit.punkt.lesen" zum „Lieblingsbuch der NiederösterreicherInnen 2011" gewählt.

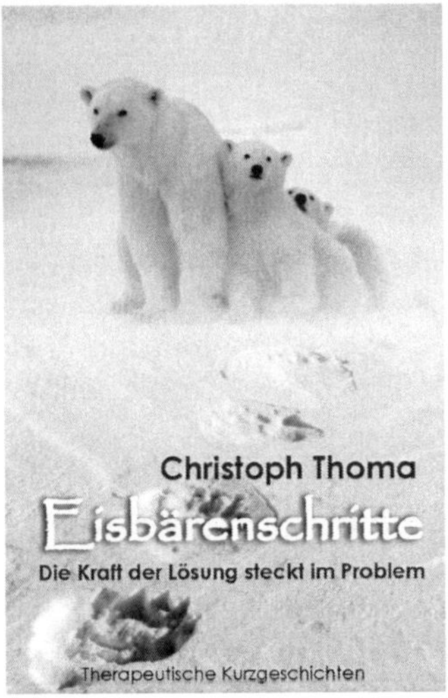

Christoph THOMA
EISBÄRENSCHRITTE.

Die Kraft der Lösung steckt im Problem. Therapeutische Kurzgeschichten

Euro 19,90

Taschenbuch, 200 Seiten,
ISBN 978-3-200-02170-9

Aus dem Inhalt: Der Mann, der eine Wetterstation an seinem Bein hatte/Der Alkoholiker, der den Betrunkenen spielen musste/Der Bettnässer, der auf einer Zielscheibe schlief/Die Frau mit Essproblemen, die ihren Schweinehund fütterte/Die Frau, die ihre Angst mit der Pfeife verpfiff/Die Katholikin, die durch die Hölle ging und andere Kurzgeschichten

DIREKTBESTELLUNGEN (versandkostenfrei) unter:
www.iskam.at

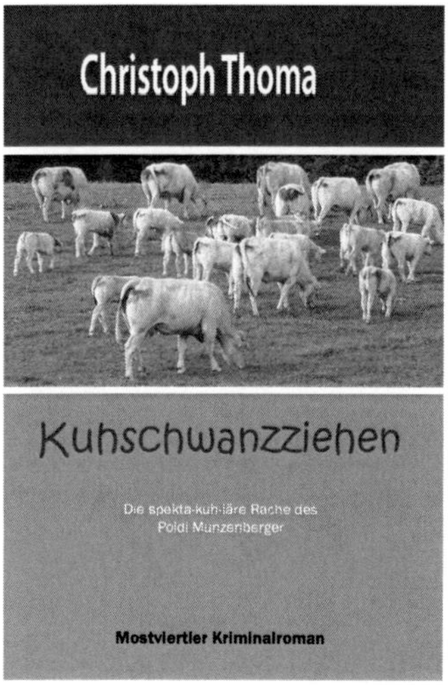
Christoph Thoma
Kuhschwanzziehen
Die spekta-kuh-läre Rache des
Poldi Munzenberger
Mostviertler Kriminalroman